Mi Botica Natural

Mis plantas medicinales

y sus propiedades

Juan José Valero Durán

Copyright © 2020 Juan José Valero Durán

Todos los derechos reservados.

ISBN: 9798638721114
Sello: Independently published

DEDICATORIA

En especial a todas las victimas por el COVID 19 y sus familias, esta epidemia ha dejado muchos huecos vacíos.
A mi mujer Yolanda mi inspiración y apoyo, siempre.
A mis hijos María y Patxi lo mejor que me ha dado la vida.
A mis amigos y personas que confían en mí y recurren a mis consejos, yo también necesito los suyos.
A todos los que buscáis el camino de la salud mental, física y espiritual, porque ese es el verdadero camino.

Juan José Valero Durán

CONTENIDO

1	2020 El año que cambió nuestras vidas	N.º pág.	1
2	Introducción a la fitoterapia	N.º pág.	9
3	¿Qué es la Naturopatía)	N.º pág.	17
4	Historia de la fitoterapia	N.º pág.	21
5	Aparato cardiovascular	N.º pág.	37
6	Aparato digestivo y metabólico	N.º pág.	41
7	Aparato genitourinario	N.º pág.	47
8	Aparato locomotor	N.º pág.	53
9	Aparato respiratorio	N.º pág.	57
10	Piel y Faneras	N.º pág.	61
11	Sistema nervioso	N.º pág.	65
12	Plantas variadas	N.º pág.	69
13	Mis plantas de la A a la Z	N.º pág.	73

2020 El año que cambió nuestras vidas

Este año 2020, como otros tantos en la historia de la humanidad, pasara a la historia por la pandemia que hemos sufrido.

Por suerte y más quizá por desgracia nos ha tocado vivirlo a nosotros, un momento histórico donde se puso en jaque a la humanidad, en una era donde el ser humano se creía que todo estaba controlado, vivimos siempre cara al futuro, porque así no lo han enseñado, desde el colegio hasta en nuestra vida personal. El día de mañana tienes que ser esto, tienes que luchar por conseguir aquello, una sociedad competitiva donde no hay cabida para la vida. Nos creíamos inmortales, capaces de todo, en un entorno donde nada nos podía pasar. Las compañías de seguros ya nos vendían que podíamos dormir tranquilos, te aseguraban un futuro sin problemas, pagando ya estaba todo resuelto.

Pero ha llegado un Virus (un agente infeccioso microscópico acelular), es decir ni siquiera es un organismo vivo y nos ha demostrado de golpe que todo era mentira, era producto de una sociedad basada en una competencia atroz y un consumismo brutal. Una sociedad donde la vida no tiene valor, todo tiene un precio, en este mundo que hemos creado, con dinero se supone que puedes comprarlo todo, pero lo único que no podemos comprar es vida, ahora nos damos cuenta de repente que; lo único que no se puede comprar es vida, ¿cuánto vale una hora de vida?, ¿Cuánto pagarías por un día más, cuando llega la hora?. Entonces ¿Por qué?, porque si tiene precio la hora de trabajo, "ojo no digo que tengamos que dejar de trabajar", pero si ser conscientes que son horas de vida, y tú eres el que elige que horas de vida estas en disposición de entregar en forma de trabajos, para disfrutar las que no estas dispuesto a vender.

Este momento es una oportunidad de cambiar las cosas, pero solo si queremos, veo muchos mensajes de que vamos a ser diferentes después de la pandemia, un montón de parrafadas; que si vamos a valorar de otra manera la vida, que apreciaremos nuevas cosas, que veremos las cosas de otra manera. También los que dicen, lo que tenemos que aprender y valorar de la vida, os puedo asegurar que no valen de nada, sino nos paramos "y este virus nos ha hecho que lo hagamos a la fuerza", hay que pararse a pensar lo que hacíamos antes de la pandemia y lo que no nos gustaba de nuestras vidas y en que lo queremos cambiar, o no va a cambiar nada Es más, iremos a peor. Perdonarme que sea así, pero una sociedad que se atreve a decir; **"Si el virus solo mata a las personas mayores"**, a mí no me transmite ninguna fe. Nuestros mayores no son un número, son mucho más, esta es la demostración de la poca memoria que tiene está especie a la que pertenecemos. Esos mayores son los que lucharon en una guerra, las pasaron canutas en una postguerra, en una transición para que hoy tengamos la libertad que tenemos y gozamos, los que se hacen cargo de los nietos a cambio de nada mientras los padres no pueden, los que han rescatado a sus hijos y nietos con sus pensiones en la crisis de 2008, pero nada, solo mueren ellos, "no hay problema", de verdad pensamos que una sociedad así, va a cambiar a mejor, todos los días oyendo como dan una cifra de muertos, sin nombres ni apellidos, sin un homenaje, sin un reconocimiento, yo no creo en esa sociedad.

Insisto, no vale de nada, nuestra memoria es muy corta, no creo que vaya a cambiar nada. Por eso digo que no se trata de decir los que nos gusta escuchar, hay que parase y aplicar la filosofía, sino no hay nada que hacer. Hace tiempo en un libro leí que para cambiar la vida no se trata de mensajes positivos, sino todo lo contrario, todos deberíamos pasar un día de nuestra vida en cada uno de estos tres sitios; una cárcel, una UCI de un hospital y en un cementerio. Un día en una cárcel para darnos cuenta que lo más valioso que tenemos es la libertad, esa libertad que no valoramos lo suficientes, un día en la UCI para que nos demos cuenta que lo más importante en la vida es la salud, que sin salud la vida no es la misma, lo importante que es nuestra salud a nivel físico y mental y por ultimo un cementerio, donde dediquemos un día entero a ver esas tubas, esas inscripciones que nos recuerden que vida solo hay una, que cada minuto de nuestra vida no se vuelve a repetir nunca más, solo tenemos una vida, no hay dos ni tres, ni siete como un gato, una vida que nos fue entregada para vivirla, para vivir cada minuto, cada hora, cada día, porque esos momentos no se van a repetir nunca más.

Tenemos que pensar, filosofar, que hemos hecho hasta ahora y que queremos hacer cuando esto acabe, porque si no, dudo mucho que algo cambie. Bueno, si va a cambiar en que a partir de ahora no veremos a un japonés con mascarilla y nos resultara raro, en que ya no nos apelotonaremos haciendo cola y guardaremos el turno a una distancia prudencial, (como se hace en China y Japón) y nadie se colará, en que por fin en las cocinas de los restaurantes y en los lugares que se sirve comida llevaran mascarilla, en que las personas no irán a la playa de Benidorm a apilarse unos encima de otros, que por fin se respetaran los aforos de bares, discotecas y restaurantes, ya no estarás apretado como un piojo en costura, que como haya un incendio no se salva ni el tato, que por fin se desinfectaran los vestuarios de los gimnasios, que existe el teletrabajo, empresa pagando alquileres millonarios en edificios y hasta ciudades como la del Santander o Telefónica, cuando los trabajadores pueden hacerlo desde casa sin que nadie les controle a un coste más bajo y eficiente, que no hace falta desplazarse a una oficina o a un montón de kilómetros para mantener una reunión, ni hacer visitas de cortesía para vender, por fin le vamos a dar uso a esas herramientas que solo usábamos para hablar con la familia cuando estábamos de viaje para no gastar teléfono. Claro que va a cambiar a mejor, en cosas que hemos hecho mal y que tenemos que corregir, pero si no cambiamos nuestra manera de ver la vida y valorar la vida, no cambiara en nada a mejor. Debemos hacer un ejercicio de reflexión de los que no nos gustaba de como éramos y lo que nos gustaría que fuera.

Si no cambiamos y acordaros de los que os digo; estamos destinados a vivir otra pandemia y quizá peor que esta, porque el pueblo que olvida su historia está condenado a repetirla, así es y así será siempre.

Un bicho como el que no ha atacado, ataca a un organismo y no somos conscientes de que en la inmensidad del cosmos somos un pequeñísimo organismo, es más; en nuestro planeta, somos un organismo y menor del que son las bacterias o los insectos mismamente. Este bicho ataca a un organismo y no entiende de religiones, razas, colores, catalanes, madrileños, latinos, orientales, para él no hay fronteras ni todas esas cosas que hemos inventado para dividirnos a nosotros mismos, el ataca a un organismo y ya está. De eso es lo que no somos conscientes, de que somos un organismo más y tenemos nuestra función como todos en la inmensidad del cosmos, todo lo demás son invenciones nuestras, no somos Master del Universo, somos como cualquier organismo, átomo o energía en el universo, un elemento más que forma parte de un conjunto muchísimo más grande.

Nuestra mejor protección contra un ataque de este tipo la llevamos con nosotros y la naturaleza ya se preocupó de dotarnos de ella, es nuestro sistema inmune. El problema es que nuestro sistema inmune ya no es el de nuestros antepasados, cada día vivimos más aislados de la naturaleza, lo que nos hace ser más indefensos, esta demostrado científicamente que el estrés, nuestro ritmo de vida, nuestras emociones y la alimentación, afectan a nuestro sistema inmunológico, lo que nos hace más débiles y expuestos a enfermedades.

La naturaleza puso a nuestra disposición muchas maneras de reforzar nuestras defensas, en forma de plantas, pero ya estamos tan separados de ella que ni siquiera esa herramienta utilizamos. Ya se lo dejamos todo a la química, es fundamental que volvamos a aprender todo lo que la naturaleza nos brinda para la salud y los peligros que también tiene para ella, somos lo que comemos y debemos dejarnos de tonterías y estar más en contacto con nuestro propio planeta.

A ver si todo esto nos enseña por fin, que en las cocinas, tiendas de comida, debe llevarse mascarillas, guates y todas las medidas higiénico-sanitarias necesarias, no logro comprender que en la industria se pidan una y mil medidas para envasar un paquete de jamón y luego vas a una tienda y el que te corta el jamón te eche todo el aliento encima o un cocinero con la cabeza metida en el plato sin mascarilla, porque lo importante es que quede bonito y este respirando encima de lo que te vas a comer.

Tenemos que aprender de todo esto y cambiar mismísimas cosa, valorar más la calidad y menos la exclusividad, la calidad de lo que comemos, la calidad de la higiene, la calidad de limpieza y sobre todo, nuestra calidad de vida.

En momentos de crisis es cuando nos damos cuenta de lo que realmente es importante en nuestra vida. Es hora de relativizar y darse cuenta que hay que vivir cada día como si fuera el último, practicar "el presentismo", el día de hoy es lo único que tenemos seguro, las personas hemos venido a este mundo a ser felices, no suframos anticipadamente por problemas que todavía no han ocurrido. No podemos cambiar los hechos, pero sí elegir nuestra actitud ante ellos. ¡Elijamos ser felices cada día!

Y la respuesta está en esta pregunta:
¿Realmente somos tan independientes?
En esta sociedad donde el individualismo y la capacitación son consideradas grandes virtudes que debemos desarrollar las personas para destacar, llega un agente infeccioso microscópico acelular y nos hace vulnerables a todos, sin hacer distinciones entre género, raza, o nivel socioeconómico. Creo que este virus demuestra lo que muchos ya sabemos desde hace tiempo: la necesidad de reconocer la interdependencia entre unos y otros. Todos necesitamos ayuda de los otros, En mayor o menor medida, todos somos vulnerables. Es hora de cambiar de

paradigma: del individualismo al colectivismo.
Este y cualquier virus se combate con solidaridad.

Lo que sí puedo afirmar, es que lo que nos ha pasado es algo natural, que existe en la naturaleza y está ahí, aunque no lo queramos ver. Hace unos días hablé con un buen amigo, que es un veterinario importante de Galicia y me decía: *"Juanjo, esto lo he visto un millón de veces, a veces se metía un animal en una granja de pollos, no sé, un zorro, una gineta, un gato montés, el caso es que le pagaba algo a los pollos y por más que hacíamos, los cambiábamos de sitio, separábamos a los sanos, no había nada que hacer, morían todos, no quedaba ni uno y te hablo de miles de pollos"*. Que quiero decir con esto; que por la exclusividad, por el individualismo, por no pensar en los demás, comemos carne de caza de animales salvajes que viven y deben vivir alejados de los seres humanos. Somos lo que comemos y los animales de caza criados en fincas, todavía pueden ser un poco más seguros, pero los que emigran y se mueven, quien te dice a ti, ¿dónde ha estado?, si se ha cruzado con un murciélago, le ha mordido una rata o picado un insecto, ¿cómo lo sabes?, lo que sí sabemos es que las garrapatas por ejemplo; tramiten la hepatitis.

Los animales salvajes son salvajes, pasan sus enfermedades lejos del ser humano, cuando cazas una tórtola, por ejemplo, viene de África de no sé dónde. Y te justificas diciendo; que si tienes un accidente, si te cae una maceta, pero te cae a ti, no te comas la tórtola porque quieres correr el riesgo, mira la que puedes liar, si quieres tírate en paracaídas y si mueres, mueres tu solo, piensa en los demás.

INTRODUCCIÓN A LA FITOTERAPIA

La aplicación terapéutica de la fitoterapia vuelve a estar en auge tras un largo período en que se ha visto ensombrecida por medicamentos de síntesis o avances de la biotecnología. Por este motivo, la regulación de los medicamentos de plantas medicinales y una legislación actualizada es una necesidad evidente para aclarar la situación de esta rama de la terapéutica.

Hasta hace bien pocos años, si se tiene en cuenta el lento desarrollo de la terapéutica, las plantas han sido la mayor fuente de remedios para la enfermedad y el dolor humano. Desde siempre, las plantas medicinales se han unido inseparablemente al progreso de la medicina y al ejercicio de la profesión farmacéutica.

El descubrimiento del Nuevo Mundo, supuso también el descubrimiento de nuevas posibilidades terapéuticas que hicieron de nuestro país el centro del desarrollo de la fitoterapia en el siglo XVI, tomando después el relevo otros países europeos cuando se consigue la obtención de principios activos puros, como es el caso de Sertúner, al aislar por primera vez la morfina cristalizada. Sin embargo, a comienzos del siglo xx se produce el actual e imparable desarrollo de la química sintética y la desvalorización de la fitoterapia.

Esta decadencia del uso de las plantas medicinales se puede atribuir, por una parte, a los numerosos medicamentos de síntesis que consiguieron erradicar diferentes enfermedades de la humanidad para las cuales las plantas medicinales no se mostraron eficaces. Así, por ejemplo, las sulfamidas primero y luego los antibióticos (que también son de origen vegetal) hicieron creer que se había logrado vencer a la enfermedad. Pero surgieron nuevas enfermedades, cuadros degenerativos y dolencias relacionadas con el sedentarismo y una mayor esperanza de vida. Entonces, con los medicamentos de síntesis se manifestaron problemas, como los diferentes efectos adversos que podían ocasionar, lo cual condicionó una nueva etapa en la cual los aspectos de seguridad y eficacia son decisivos para cualquier sustancia a la que se atribuya propiedades medicinales, hecho que cuestiona toda la terapéutica anterior basada en muchos casos en observaciones de autoridades no discutidas, en conclusiones obtenidas in vitro o en ensayos clínicos no sistematizados ni controlados con metodología adecuada.

Pero además de los aspectos científicos y técnicos, la nueva organización económica ha sido uno de los mayores obstáculos de la fitoterapia. Así, el desarrollo de las patentes y las marcas, ha sido una de las principales causas de la decadencia de los medicamentos de origen natural que resultan impatentables y de la fitoterapia en particular que ha sido relegada en muchos casos a los países en vías de desarrollo y carentes de recursos económicos.

En la Europa actual se está produciendo un retorno a la fitoterapia, como muestran claramente las cifras del mercado.

La Ley del Medicamento, de 20 de diciembre de 1990, es la norma de rango superior actualmente vigente en nuestro país. En el capítulo IV, sección IV, artículo 42 (Medicamentos de Plantas Medicinales), se establece (42.1) que las plantas medicinales y sus mezclas, así como los preparados obtenidos de plantas en forma de extractos, liofilizados, tinturas, cocimientos o cualquier otra preparación galénica que se presente con utilidad terapéutica, diagnóstica o preventiva, seguirán el régimen de las fórmulas magistrales, preparados oficinales o especialidades farmacéuticas, según proceda y con las especificidades que reglamentariamente se establezcan.

El artículo 16 de esta directiva especifica que será de aplicación para aquellas plantas que tengan 30 años de uso tradicional documentado en algún país de Europa, o 30 años de uso tradicional en algún país del mundo pero con uso tradicional documentado en Europa en los últimos 15 años.

También señala que las indicaciones de estas plantas medicinales no necesitan la intervención del médico, que su uso será exclusivamente oral (oral, tópico o por inhalación), que han de ser inocuas, de eficacia plausible y basadas en una larga experiencia.

Asimismo, especifica que en la información escrita se ha de mencionar que se trata de un producto de plantas medicinales de uso tradicional para una indicación específica, la eficacia de la cual no está probada clínicamente. Además deberá explicar que si los síntomas persisten durante su uso, se ha de consultar con el médico.

La futura directiva europea distingue claramente entre medicamentos autorizados por las administraciones sanitarias con propiedades para diagnosticar, prevenir o curar enfermedades y aquellas plantas medicinales de uso tradicional y en dosis, asimismo, establecidas. Además, asegura la calidad de estos productos al prever que las empresas fabricantes deberán cumplir con las normas de correcta fabricación de medicamentos.

El empleo de las plantas medicinales con fines curativos es una práctica que se ha utilizado desde la prehistoria. Durante mucho tiempo los remedios naturales y, sobre todo, las plantas medicinales, fueron el principal e incluso el único recurso de que disponían los médicos. Esto hizo que se profundizara en el conocimiento de las especies vegetales que poseen propiedades medicinales y que se ampliara la experiencia en el empleo de los productos que de ellas se extraen.

La fitoterapia, nombre que se aplica al uso medicinal de las plantas, nunca ha dejado de tener vigencia. Muchas de las especies vegetales utilizadas por sus virtudes curativas entre los antiguos egipcios, griegos y romanos pasaron a formar parte de la farmacopea medieval, que más tarde se vio enriquecida por el aporte de los conocimientos del Nuevo Mundo. Dichas plantas medicinales y los remedios que entonces utilizaban se siguen usando hoy en día.

Algunos conceptos sobre fitoterapia

Fitoterapia: ciencia que estudia la utilización de los productos de origen vegetal con finalidad terapéutica, ya sea para prevenir, para atenuar, o para curar un estado patológico. Reconocida por la OMS desde 1978.

Planta medicinal: es cualquier planta que en una o más de sus partes (hojas, flores, corteza, raíz, etc.) contiene sustancias que la hacen útil para mejorar la salud de las personas o los animales.

Parte utilizada o droga vegetal: se le llama así a la parte o partes concretas de la planta que le confieren su utilidad terapéutica. Así, cuando definamos una planta como medicinal debemos mencionar obligatoriamente la parte de esta planta que sustenta la actividad curativa. Por ejemplo en el caso de la manzanilla (Matricaria recutita L.) la parte utilizada o droga vegetal de esta planta son las flores. En este libro especificare mis plantas favoritas para diferentes tratamientos, con la parte que sustenta la propiedad curativa, pero que nadie cometa la locura de ir al campo y recolectar plantas, son muy fáciles de encontrar, en cualquier herbolario, parafarmarcia o farmacia y ya te venden la droga incluso en capsulas. Siempre digo, que la gente se piensa que porque es natural es inocuo, ni mucho menos, las plantas también tienen efectos secundarios e incompatibilidades con determinadas patologías y medicamentos. Por favor, preguntar a un naturópata y a vuestro médico, no toméis nada porque al compañero de oficina, al vecino o al amigo le ha ido bien, solo podéis conseguir que si no es el producto que necesitáis y no os funcione, dudareis de la medicina natural y en el peor de los casos sufráis una reacción que incluso puede llegar a ser grave.

Fitofármacos: medicamentos que contienen principios activos, derivados de plantas, elaborados de acuerdo a estándares de calidad definidos por los organismos reguladores de cada país.

Principio activo: sustancia dotada de actividad farmacológica. Suelen ser metabolitos secundarios de la planta, es decir, que no son fundamentales para ella (es común que sean sustancias de reserva, productos para repeler o para atraer a los insectos para la polinización, etc.). Por ejemplo, la digoxina, muy útil como estimulante del músculo cardiaco, es un principio activo que se obtiene de las hojas de Digital (Digitalis lanata); o la morfina, potente analgésico que calma el dolor de muchas enfermedades, se obtiene de las cápsulas de Amapola o adormidera (Papaver somniferum).

Seguro que más de una vez has tomado una manzanilla para recuperarte de una digestión pesada. Las plantas medicinales han estado cerca de nosotros desde siempre Su uso, mezcla de tradición y experiencia, está muy extendido en casi todas las culturas, aunque son los asiáticos los que han mantenido mejor esta tradición, como bien está reflejado en la MTC (Medicina tradicional china).

¿Qué piensas que es la Aspirina?, no es otra cosa que la corteza de sauce blanco, que se usaba desde la antigua Grecia para el tratamiento de dolores musculares, contiene una sustancia llamada salicina, antecesora del ácido acetil salicílico, que dio origen a la Aspirina.

La fitoterapia según la Sociedad Española de la Fitoterapia, se trata del "uso de productos de origen vegetal con finalidad terapéutica, para prevenir, aliviar o curar un estado patológico, o con el objetivo de mantener la salud".

Una de las principales ventajas de su uso es que se considera una terapéutica más suave. Pero eso no significa que las plantas medicinales sean inocuas, por lo que es importante tomarlas bajo el control de un naturópata o profesional cualificado.

La ciencia ha sido siempre consciente del potencial de las plantas medicinales y, por ello, algunos laboratorios farmacéuticos disponen entre sus productos algunos basados en la fitoterapia. Y es que se ha mostrado eficaz para la prevención y el tratamiento de afecciones leves y moderadas como por ejemplo de tipo gastrointestinal, resfriados,…

Ante cualquier duda para el tratamiento de alguna de estas afecciones lo mejor es que consultes con un naturópata, él podrá aconsejarte sobre cuál es el mejor tratamiento para tu dolencia y, si es posible, te indicará qué fitoterapia se adapta a tu necesidad.

Podemos asegurar que el uso de plantas medicinales está recomendado para la prevención y tratamiento de determinadas patologías y enfermedades, así como complemento de un tratamiento médico, siempre y cuando el medico este avisado, sean supervisadas por un naturópata o personal cualificado y en ningún caso son sustitutivos de los tratamientos médicos, ni el uso de la fitoterapia supone el abandono de ningún tratamiento, es más un complemento una vez que se ha empezado el tratamiento impuesto por el médico.

¿Qué es la Naturopatía?

La Naturopatía se encuentra incluida en el campo de la Medicina Alternativa y se aplica cuando existe un diagnóstico médico previo. Está concebida para complementar y apoyar a la medicina tradicional. Concibe la enfermedad como un conjunto de desajustes en el campo energético del paciente, y por este motivo no se centra únicamente en paliar los síntomas sino en ayudar al conjunto orgánico y emocional a alcanzar el equilibrio o curación.

Se basa en la capacidad vital del organismo para regenerarse, y busca la causa del origen de la enfermedad, en lugar de perseguir únicamente un alivio sintomático. Principalmente, trata de estimular las capacidades de autocuración y recuperación de cada persona, cuidando su alimentación, la eliminación de toxinas, la estimulación de su sistema inmunitario, etc. La Naturopatía se basa en las reglas del sentido común y la armonía de vivir con el entorno.

Suponiendo que el cuerpo humano es un cuerpo con todos los mecanismos de defensa necesarios para su supervivencia, la naturopatía le da los medios para utilizar todos sus recursos internos y externos para que sea autosuficiente.

El cuerpo tiene la capacidad de regenerarse. A través de simples medios naturales, es posible recuperar y mantener la salud mediante la observación de un estilo de vida adecuado. La Naturopatía plantea un tratamiento holístico que abarque el cuerpo entero y no sólo una parte del mismo. Significa " curación natural " y comprende modalidades terapéuticas que guían al cuerpo humano hacia su estado original de equilibrio. Como base para preparar el terreno para la curación se apoya en elementos auxiliares, con muy pocos efectos secundarios, que nos ofrece la naturaleza.

¿Para qué sirve la Naturopatía?

La Naturopatía es la respuesta moderna a una necesidad profunda del ser humano, un cambio de actitud hacia la comprensión integral de la salud y de la enfermedad, y un cambio en los tratamientos para hacerlos más eficaces y menos nocivos. No actúa solo, lo hace en colaboración con el médico convencional, procurando potenciar los efectos del tratamiento, reforzar el terreno y mejorar el estado general del paciente. La Naturopatía utiliza los métodos naturales y holísticos de la salud, ayuda a las personas sanas a evitar la enfermedad y a los enfermos a recuperar su salud para que disfruten de una vida normalmente activa.

Para ello analiza el estado del paciente y el origen de su enfermedad, aconsejándole los cambios pertinentes en su modo de vida o en sus cuidados personales, para que pueda recuperar la salud. Así consigue reforzar las defensas orgánicas y restablecer el fluido vital equilibrándolo tanto física como psíquicamente.

La Naturopatía es una manera diferente de vivir en la que el enfermo se hace consciente de su propia responsabilidad frente a su salud y toma las riendas de su sanación. Colaborando la Naturopatia con la Medicina convencional, se puede llegar a conseguir lo que realmente se pretende: el auténtico mejoramiento de la salud de la Humanidad .

Juan José Valero Durán

HISTORIA DE LA FITOTERAPIA

Desde tiempos inmemoriales el hombre ha tratado de mitigar sus dolencias y prolongar su vida. Este hecho se ha observado desde que existen registros históricos, de civilización en civilización, hasta nuestros días.
Aun así, el hombre en pleno siglo XXI no ha podido evitar la muerte limitándose a mitigar síntomas de enfermedades y evitar el desarrollo de otras. En épocas en que el hombre sólo tenía a su disposición los recursos que el planeta le otorgaba, buscó en éstos las herramientas para disminuir el dolor físico y evitar

la muerte. Entre los recursos más aprovechados por distintas culturas a través de la historia, se encuentran los recursos minerales, animales y vegetales. Éstos constituyeron hasta mediados del siglo XX los recursos terapéuticos por excelencia.

Dentro de los reinos de la naturaleza que contribuyen hasta hoy en disminuir síntomas y prevenir enfermedades, destaca el reino vegetal. Las plantas, gracias a su maravilloso y complejo metabolismo, constituyen un verdadero arsenal químico, del cual sólo se conoce con éxito un tercio, considerando la variedad de especies existentes a nivel mundial y aquellas inexploradas hasta hoy, sin considerar aquellas especies ya extintas. Fue así como cada región del mundo desarrolló su forma de curar a partir de plantas medicinales, que es única y característica, puesto que se utilizaban especies endémicas de las regiones en cuestión.

Con el tiempo estas terapias características locales pasaron a conformar la llamada medicina tradicional y al ser preservada por los pueblos originarios fue llamada medicina aborigen o autóctona, existiendo estos términos hasta nuestros días, al igual que las recetas tradicionales o autóctonas que agrupan tanto usos, formas de preparación, administración, dosis, entre otros parámetros farmacológicos modernos.

Paracelso, el padre de la Farmacología Química, médico y químico suizo en pleno Renacimiento, fue el primero en señalar que las propiedades medicinales de las plantas radican en sus principios activos aislables por técnicas alquímicas. Esta observación constituye la base de la Farmacología Moderna.

Luego y gracias al desarrollo de la síntesis química hombres de ciencia lograron "copiar" núcleos básicos de moléculas exitosas desde la naturaleza para mejorarlas haciéndolas más selectivas y seguras. Es así como nuestra realidad terapéutica hoy en día, está regida por la química sintética, pero lo que pocos saben es que estas exitosas moléculas que curan no son sino copias mejoradas de sustancias químicas que la naturaleza creó de forma espontánea.

Hoy día y desde hace aproximadamente dos décadas se ha observado un especial interés por el empleo de plantas medicinales en los países desarrollados del mundo occidental. Por ejemplo, en los últimos años, la prevención del cáncer y enfermedades cardiovasculares se ha asociado con la ingestión de frutas frescas, vegetales o infusiones ricas en antioxidantes naturales. Existe una gran cantidad de estudios que sugieren que una mayor ingesta de dichos compuestos se asocia con un menor riesgo de mortalidad por estas enfermedades que incluyen además, la hipertensión arterial, la aterosclerosis y la diabetes mellitus. Estas patologías son las principales causas de muerte en los países industrializados.

Podemos afirmar que la Fitoterapia es la medicina más antigua y probada del mundo.

De forma obligada los individuos y sociedades prehistóricas mantenían un fuerte contacto con la naturaleza la cual, al principio, de una forma accidental repercutía en el hombre, ya fuera por la ingesta de plantas tóxicas o venenosas, picaduras de insecto etcétera. Estas situaciones pasaban a formar parte de la experiencia de las comunidades antiguas que se hacían eco de qué les dañaba, pero también y del mismo modo de una forma accidental, en el más de los casos azarosa, comprendían que la naturaleza era fuente de sustancias con propiedades curativas. Al principio la metodología empírica era la única guía sustentada por una base mística y religiosa en cuanto al uso de drogas vegetales; por tanto la mayoría de las veces no se apreciaban resultados, siendo la experiencia a lo largo de los siglos la que seleccionaría aquéllas drogas útiles para el hombre.

Medicina oriental: con una antigüedad de unos 60.000 años; hay indicios que demuestran de que Homo Neanderthalensis podría haber tenido unas nociones básicas del uso de plantas.

India: los primeros usos curativos de las plantas se remontan a unos 10.000 años en la India, mientras que los más antiguos documentos que lo testimonian pertenecen al imperio sumerio (3000 a. C.) y a China; entre todos se destaca el Herbolario de Shên Nung (2700 a. C.)

Egipto: muy importantes fueron también los papiros egipcios que plasman el conocimiento de esta civilización en más de 700 formas diferentes de medicamentos de naturaleza vegetal y animal. Famosos son los encontrados por el egiptólogo alemán G.M. Ebers (1837-1898) y también los de Smith (1600 a. C.), que tratan 160 tipos de drogas como el opio, etc.

Mesopotamia: se realiza una labor análoga a la egipcia de recopilación de todo el conocimiento y material relacionado con las drogas vegetales y su actividad; todo ello confirmado por el hallazgo de 660 tablas de escritura cuneiforme en la región de Nínive, al parecer fruto de la orden dada por Asurbanipal 700 años antes de Jesucristo. De entre las 250 drogas que recoge este compendio se encuentran el opio, cáñamo indiano, azafrán, mirra, mandrágora e incluso la hoja de belladona presenta las mismas indicaciones que hoy día como antiespasmódica y antisecretora.

Tanto la civilización egipcia como las variadas culturas mesopotámicas mantenían circunscripto todo este saber al mundo místico, haciendo la relación dicotómica religión-medicina aún más fuerte.

India: por su parte India, mantenía ya hace más de 5.000 años buenas comunicaciones con las civilizaciones china, egipcia y mesopotámica. Los dos primeros tratados más importantes elaborados en esta región son el Átharva-veda escrito sobre el 2.000 a. C. y el Susruta hacia el 1.300 a. C. ambos constituyen una completa guía de la época en materia de enfermedades y remedios. Cabe destacar la mención que hacen a las drogas como rawolfia y acónito.

También en el Nuevo Mundo mucho antes de la llegada del colono europeo a América, sus habitantes poseían un profundo conocimiento del mundo vegetal como por ejemplo los indios americanos que conocían la coca, lima; los aztecas usaban cacao, vainilla, pimienta, tabaco; y los indios norteamericanos usaban para curaciones áloe, cáscara sagrada, jalapa, sauce y lobelia.

Grecia: es en el seno de la civilización griega, donde la secularización de la disciplina médica tiene su culmen, llevando a la ruptura entre misticismo y medicina, hasta entonces estrechamente ligadas, confiriendo autonomía a esta técnica.

Se crea lo que es el primer tratado sistemático de botánica farmacéutica; De Historia Plantarum, escrito por el griego Teofrasto (372-287 a. C.) filósofo peripatético sucesor de Aristóteles en la dirección de su escuela.

Otra figura griega protagonista de importancia excepcional en este campo, fue Hipócrates, fundador de la escuela de Cos (460-377 a. C.). Ese antiguo médico, clasificó por vez primera de manera sistemática 300 especies de plantas medicinales, incluyendo también recetas, métodos de empleo y dietas, influyendo mucho, de esa manera, sobre el mundo romano y el pensamiento de la edad Media. Entre sus obras más significativas, destaca el De medicina de Celso (18 d. C.).

Ya en la era cristiana Dioscórides, un griego enrolado en el ejército romano y recorriendo los dominios del imperio, realiza su gran aportación (materia que proporciona la naturaleza). En el s.XV d.C se traduce al latín como "De Materia Medica" de gran importancia pues contenía descritas más de 600 drogas. Solamente en la época romana se comienza así a hablar de Farmacoterapia y Farmacognosia en el sentido moderno que damos al término.

Recordar también los 37 libros del Naturalis Historia de Plinio el Viejo (23-79), una obra enciclopédica fundamental para comprender los conocimientos farmacológicos de los antiguos; los estudios de Claudio Galeno (129-201), que catalogó los medicamentos en función del "calor" o "humor", según grados crecientes (Methodus medendi) además de preconizador de la polimedicación; y la obra de medicina en 70 libros del médico personal del emperador Giuliano l'Apostata, Oribasio (325-403), que trata de falsificaciones de las drogas.

Con el final del imperio romano, los conocimientos científicos médicos vendrán a ser conservados en los monasterios y desarrollados paralelamente en el mundo árabe, donde nace la alquimia, la predecesora de la química moderna, y en donde fue elaborado el primer ejemplo de farmacopea. Habiendo recogido el testigo la cultura árabe, realiza acopio de todo el saber hindú y hereda los saberes del mundo greco-romano para una vez más recopilar y ampliar el conocimiento sobre drogas vegetales introduciendo la nuez moscada, maná, tamarindo, alcanfor, cubeba etc.

Destacan como máximos exponentes Averroes, Mesué el joven, Serapión el joven e Ibn al-Baitar que describe 1.400 drogas vegetales y su actividad farmacológica. Importante también, el trabajo de Isacco Giudeo (850-950 circa), el Libro de los alimentos y de los remedios simples, y el notoCanone de Avicenna (980-1037).

Mientras tanto se fue desarrollando una relación entre las instituciones religiosas, las casas de los peregrinos, los hospitales, etc., junto con los huertos botánicos cultivados por los monjes. Y se destaca Hildegarda von Bingen, canonizada además por la Iglesia Católica, una Rara Avis por ser mujer, vidente, herbolaria, mística y declarada asimismo Santa.

En la Edad Media se desarrolla más el comercio de las especias y las drogas, y con ellas de las plantas medicinales, y, su difusión se ve incrementada.
En el S XIII vemos nacer los primeros cultivos de las mismas, pero solo entre el 1.400 y el 1.500 se inicia la verdadera ciencia botánica.

Con el descubrimiento de América, surgen nuevas rutas comerciales y aparecen nuevos materiales y drogas; se introducen el cacao, café, ipeca, quina etc. que impulsan la Materia Médica mientras que la imprenta se encarga de la rápida difusión de la obra de Dioscórides. Así, en las universidades también se difunden las primeras cátedras de Lectura semplicium (botánica experimental).
El primer tentativo de nomenclatura botánica fue hecho por Leonhart Fuchs (1501-1566).

En los mismos años, Paracelso (1493-1541) enfrenta estudios químicos concentrándose sobre los principios activos de las plantas. Sus seguidores empezarán después, aquella parte de la química que estudia los medicamentos.

Magnol (1638-1715), será el que introduce en la clasificación botánica la idea de la familia: todo el reino vegetal, subdividido en 76 familias.

Otros personajes importantes son Ruiz y Pavón, José Celestino Mutis, Lemery. Las ideas de Paracelso producen un vuelco en la terapéutica que se ve levemente compensada por la llegada de las drogas del Nuevo Mundo como la corteza de quina de empleo en la malaria o la hoja de digital en el tratamiento de la hidropesía.

No obstante la tendencia al alza del uso del principio activo preconizado por Paracelso produce una desestimación de la utilidad de las drogas vegetales, actitud reforzada y potenciada por una serie de trabajos como los de Scheele que aísla ácidos orgánicos a partir de drogas vegetales.

En 1806 Sertürner separa la morfina del opio. Progresivamente se dilucidan las estructuras químicas de los compuestos y continuamente se aíslan productos a partir de sus drogas y comienza un creciente estudio de las propiedades farmacológicas propugnado por Magendie y su discípulo Claude Bernard.

El principio activo adquiere predominio sobre la droga, más aún cuando se empiezan a conocer los mecanismos de acción. Toda esta situación inicia un proceso en el que la Fitoterapia se ve relegada y desprovista del atributo de ciencia, pasando a ser considerada como medicina popular.

Más descubrimientos hizo Carlos Linneo (1707-1778), que, partiendo del descubrimiento de los órganos genitales en las flores de Camerario (1665-1721), divide por géneros y especies adoptando una especial nomenclatura de dos nombres, que permite identificar cualquier especie de hierba. Sin embargo aprovechando el filón de los avances científicos y tecnológicos comienza a restituirse en su lugar natural dentro del circuito sanitario que son la Farmacia y la Medicina.

Este es solo un detalle de la evolución de la que hoy llamamos Medicina /Farmacopea Alopática. Faltaría agregar entonces que existe otra rama, que llamamos Medicina / Farmacopea Holística y que comprenden a su vez diversos enfoques como la Homeopatía, la Medicina Germánica, Ayurveda, China, Naturista, la Terapia Floral, etc.

Pero para mí la que más ha investigado y puede que la más importante, sea la MTC (Medicina Tradicional China). En cuanto a la civilización china, se le atribuye a Shen Nong (uno de los personajes mitológicos de los llamados Tres Augustos y Cinco Emperadores) el "Clásico de las raíces y hierbas del Divino Granjero" (Shen Nong Ben Cao Jing,), libro en el que se ordenan las hierbas descubiertas por él, y probadas consigo mismo, según su tipo y rareza, que fue crucial para el desarrollo de la medicina china. Otro de los libros médicos más completos y exhaustivos de la historia de la medicina tradicional china es el Ben Cao Gang Mu, también conocido como "Compendio de Materia Médica", escrito por Li Shizhen (1518-1593) durante la dinastía Ming. Se trata de un texto farmacéutico de 53 volúmenes y más de 2 millones de caracteres chinos, que contiene todas las plantas, animales, minerales y objetos que supuestamente tienen propiedades medicinales.

La medicina tradicional china está muy vinculada con la filosofía taoísta, centrada en alcanzar la longevidad y la virtud en armonía con las fuerzas de la naturaleza. Los taoístas basaron sus creencias en las leyes que rigen el universo o macrocosmos, creando así un sistema teórico sustentado en la investigación y la observación. Llegaron a la conclusión de que el cuerpo humano es un microcosmos que se rige por las mismas fuerzas y que las normas de la naturaleza tienen la misma validez en nuestro ser. La salud y la enfermedad quedan pues sujetas a este orden natural y por tanto la aplicación de la medicina se basó en estas reglas y relaciones con validez universal. En la clasificación herbaria se aplicó este marco teórico, en concreto la teoría del Yin y el Yang, la teoría de los cinco elementos, y la de los canales o meridianos, con el fin de restablecer la armonía y el equilibrio interior del cuerpo. Continuamente se fueron incluyendo nuevas hierbas, al mismo tiempo que, mediante la observación de los efectos terapéuticos, se fueron aplicando nuevos usos en las ya conocidas.

Se emplean diversos métodos para la clasificación de las hierbas en la fitoterapia china, según sus funciones, características y la acción que tienen en el organismo. Estas propiedades se relacionan y complementan entre sí. Una combinación precisa de estas cualidades suele ser lo adecuado en una prescripción médica. Los métodos de clasificación son los siguientes:

Las cuatro naturalezas (四氣 ó 四性):
Se refiere al restablecimiento del equilibrio interno del paciente aplicando la teoría del Yin y el Yang. El

concepto taoísta del Yin y el Yang está presente en todas las cosas, incluido el cuerpo humano. En un cuerpo sano, la relación entre estas dos fuerzas cambia constantemente, pero se mantiene el equilibrio. En el caso de que este equilibrio se pierda es cuando surge la enfermedad.

Las cuatro naturalezas son: frío (Yin extremo), tibio, neutro (o cálido) y caliente (Yang extremo). Se seleccionan las hierbas adecuadas para contrarrestar la carencia de una de las cuatro naturalezas (debilidad del Yin o del Yang). Por ejemplo: los problemas relacionados con el frío, como los resfriados o los dolores reumáticos, se tratan con hierbas calientes, mientras que la fiebre u otra enfermedad que implique calor, se tratan con hierbas frías.

Los cinco sabores (五味):
Asociados con el modelo de los cinco elementos, que relaciona las sustancias básicas: agua, madera, fuego, tierra y metal, con las estaciones, los puntos cardinales, los colores, los órganos del cuerpo, las emociones y los sabores. Los cinco sabores son acre, dulce, amargo, ácido y salado, que se corresponden respectivamente con el metal, la tierra, el fuego, la madera y el agua. Y a su vez con los órganos: pulmones, bazo, corazón, hígado, riñón. Y las vísceras: intestino grueso, estomago, intestino delgado, vesícula biliar y vejiga urinaria, respectivamente. Cada elemento activa o limita aquéllos con los que está conectado en el modelo. Por ejemplo: Las hierbas dulces ayudan a drenar la humedad, tonifican, relajan y moderan la acción de otras hierbas. El gusto amargo disipa o reduce el calor, y seca las secreciones. El salado purga y ablanda las masas duras y los

nódulos. El acre genera calor, promueve la circulación del Qi y vigoriza la sangre. El gusto ácido es astringente y ayuda en la absorción de líquidos del organismo. Generalmente cada hierba tiene más de un sabor.

Los meridianos (歸經):
Las hierbas pueden actuar selectivamente sobre cualquiera de los 12 meridianos que recorren el cuerpo (del hígado, del pulmón, del corazón, del riñón, del bazo, de la vesícula biliar, del intestino grueso, del intestino delgado, de la vejiga urinaria, del estómago, del pericardio y del triple calentador), estimulándolos para aliviar sus patologías. Por ejemplo: el mentol (de sabor acre y naturaleza fresca) está asociado al meridiano del pulmón. Estimula este meridiano y ayuda a proteger los pulmones del frío y de los constipados. El jengibre promueve la sudoración, tonifica, calienta el estómago e incrementa las defensas. Está indicado para los resfriados, las náuseas y el vómito. Estimula los meridianos del pulmón, del bazo y del estómago.

Trastornos externos o internos:
Otra clasificación de los remedios herbarios es la que los divide en usos para los trastornos externos o para los internos. Se entiende por trastornos externos los menores o autolimitados, como son las enfermedades gripales o los resfriados (el concepto del frío y el calor como principal explicación de las enfermedades de origen natural). Las hierbas de este tipo estimulan el sistema inmune y ayudan a mantener la temperatura corporal. Los trastornos internos se consideran más complejos y se asocian a diferentes causas que

provocan desequilibrios. Las hierbas utilizadas para este tipo de trastornos son de acción más específica e intentan estimular un determinado órgano y la recuperación de la energía vital o Qi.

Dirección de la acción:
Las hierbas también pueden clasificarse por la dirección hacia donde se dirige su acción. Esta puede ser: ascender, descender, flotar o hundir. Las hierbas que ascienden o flotan son generalmente acres y dulces en sabor, o cálidas y calientes en naturaleza. Su movimiento es hacia arriba y hacia afuera. Promueven la sudoración, abren orificios o causan vómitos. Las hierbas descendentes o que hunden, son generalmente amargas, ácidas o saladas en sabor, o frías y tibias en naturaleza. Su movimiento es hacia abajo y hacia adentro. Promueven la orina, las heces y calman la mente.

Mediante el conocimiento de las distintas características que sirven para clasificar las hierbas medicinales, se puede llegar a tratar de manera efectiva un determinado síntoma mediante el uso de una sola planta. Sin embargo lo normal en la fitoterapia china es la combinación de dos o más hierbas, de manera que se potencien los efectos y se mejoren los resultados sobre la enfermedad a tratar. A esta combinación de hierbas se le denomina formula. Una formula con distintos ingredientes está constituida de manera jerárquica. El ingrediente principal, o más importante, será el que tenga un mayor efecto sobre el patrón causante de la enfermedad. Los demás ingredientes, menos importantes en la jerarquía, ayudan reforzando los efectos del ingrediente principal o paliando los posibles efectos colaterales que este pudiese producir. Existe gran variedad de formas de administración para los remedios herbales. Algunas de ellas son: en bolsitas de té, en polvo, en pastillas, en grano, en tabletas o en píldoras. Así como en uso tópico en linimentos para masajes, cremas, parches o cataplasmas.

Las formulas médicas, basadas en el diagnóstico médico, deben ser específicas para cada paciente, teniendo en cuenta sus síntomas, su estado físico y mental, el clima, la dosis y otros factores. Pese a que el tratamiento individualizado es el más correcto y efectivo, para los problemas más comunes se pueden utilizar determinadas formulas genéricas. Las formulas genéricas son remedios que mezclan varias hierbas y otros ingredientes, presentándose normalmente en forma de píldoras, que se encuentran fácilmente en las farmacias de medicina tradicional China. Al ser menos efectivas están recomendadas en casos de patologías poco severas. La fitoterapia constituye uno de los núcleos más importantes en los tratamientos terapéuticos de la medicina tradicional China. El uso de la fitoterapia se ha ido extendiendo también hacia los países occidentales, donde hoy día se vuelve la vista hacia los remedios naturales. El uso de las plantas medicinales como arma terapéutica ha sido demostrado por numerosos estudios científicos en todo el mundo, que avalan su eficacia para una gran diversidad de trastornos y enfermedades.

Juan José Valero Durán

Aparato Cardiovascular

El aparato circulatorio es el que conecta todos los demás y a todos afecta. Cuando lo examinamos, debemos recordar que se trata de un sistema de transporte., es decir, de la sangre, que es una combinación de diversas substancias formadas en diferentes partes del cuerpo.

La vitalidad y el tono de todo el aparato circulatorio es fundamental para la vida y para la integración de todas las partes del cuerpo. Si existe debilidad o congestión, ello repercutirá profundamente en los tejidos y en los órganos implicados.

La sangre puede estar en perfecto estado, pero si el suministro de esta sangre a los órganos no es adecuado, surgirán problemas. De modo parecido, si los materiales de desecho producidos en el proceso metabólico no son eliminados adecuadamente, el resultado será un daño inmediato al tejido.

A partir de aquí podemos llegar a la conclusión de que cualquier enfermedad centrada en un órgano puede tener sus raíces en una insuficiencia del aparato circulatorio, ya sea porque el órgano no recibe un suministro de sangre adecuado o porque los desechos que produce no son eliminados suficientemente.

Cuando consideramos el cuerpo de un modo holístico y tratamos cualquier enfermedad desde esta perspectiva, reconocemos que todos los órganos y sistemas están conectados y se influencian entre sí. Debemos considerar el modo en que cada uno de ellos contribuye individualmente a la imagen total.

El corazón y los vasos sanguíneos pueden estar implicados en cualquier afección y deben ser ayudados en el proceso de curación.

En nuestra sociedad, el aparato circulatorio es un campo abonado para enfermedades a menudo mortales, pues no cuidamos como es debido nuestro corazón y nuestros vasos sanguíneos, debido a nuestro estilo de vida y nuestro enfoque vital.

La prevención de los problemas circulatorios es sencilla, y a continuación enumero mis platas favoritas para tratar problemas del aparato cardiovascular.

Cuando ya se manifiestan problemas cardíacos importantes, la cuestión es diferente y hay que ser cuidadoso. La fitoterapia tiene mucho que ofrecer a la curación de la insuficiencia cardíaca y de los problemas del corazón, pero cualquier tratamiento debe realizarse bajo la supervisión de una persona cualificada y seguimiento médico.

Plantas indicadas para el aparato Cardiovascular.

- Arterioesclerosis **Ajo**

- Arteritis **Ajo**
  Gingko Biloba

- Calambres nocturnos **Castaño de Indias**

- Cardenales (Hematomas) **Meliloto**

- Circulación Cerebral **Gingko Biloba**
  Arándano Rojo

- Cuperosis **Arándano Rojo**
  Castaño de Indias

- Flebitis **Ajo**
  Meliloto

- Hemorroides **Rusco**
  Castaño de Indias

- Insuficiencia venosa **Rusco**
  Castaño de Indias

- Piernas hinchadas **Castaño de Indias**
  Vellosilla

- Piernas cansadas **Vid Roja**
  Hammamelis

- Epistaxis **Cardo Mariano**

- Varices **Castaño de Indias**
  Rusco

- Vértigos **Gingko Biloba**
  Arándano Rojo

- Problemas de visión **Arándano Rojo**

- Hipertensión **Ajo**
  Olivo

- Hipotensión **Guaraná**
  Kola

Aparato Digestivo y Metabólico

El aparato digestivo empieza en la boca y acaba en el recto, ¡después de haber recorrido unos 11 metros! Se ha descrito como un tubo que atraviesa el cuerpo, La fábrica donde los alimentos son procesados y puestos a su disposición.

Esta descripción indica lo limitada que es la conciencia de nuestro cuerpo hoy en día. De hecho, el aparato digestivo es uno de los principales planos limítrofes entre nuestro mundo interno y el mundo externo, con una superficie total que es cien veces mayor que nuestra piel, con una complejidad de reacciones que siguen superando nuestra comprensión.

Por ejemplo, el número de microbios vivos que se albergan en el aparato digestivo es igual al número de células del cuerpo, pero aún no se ha investigado del todo cuál es exactamente la influencia de la mezcla de estos microbios sobre nuestro bienestar y de qué modo nuestro estado de salud influye en su condición.

El aparato digestivo dispone de un conjunto de nervios, verdadera red de control integrado que trabaja conjuntamente con una amplia serie de hormonas, tanto locales como sistémicas. Se ha descrito como una red de cerebros entéricos.

Entérico significa relacionado con el intestino y en este contexto se aplica al sistema nervioso local del aparato digestivo. Esta inteligencia a nivel intestinal suele dirigir el aparato digestivo con bastante eficacia.

El grado de interacción y sinergia entre las distintas partes del conducto digestivo es realmente asombrosa y cuantas más investigaciones realizan los fisiólogos, más se pone de manifiesto. Dado que somos lo que comemos, nuestra salud y nuestra vitalidad dependen en gran medida de cómo funciona nuestro aparato digestivo a la hora de proporcionar elementos básicos para nuestro cuerpo físico.

No se trata tan sólo de tener en cuenta qué sustancias metemos en nuestra boca, sino que también debemos considerar qué sustancias son procesadas correctamente para que puedan ser asimiladas y utilizadas por el cuerpo, pues, en realidad, somos lo que asimilamos. Si existe un problema funcional en la digestión, entonces poco importa tiene lo que se esté comiendo, pues no se absorberá, experimentándose una deficiencia. Un ejemplo de un problema funcional (en oposición a orgánico) en este sistema sería la tensión durante las comidas irregulares y apresuradas, que causa la indigestión. La comida penetrará con demasiada rapidez en un intestino no preparado, causará una absorción deficiente y el consiguiente malestar. El fallo puede residir en los hábitos alimenticios, en el contenido o cantidad de los jugos digestivos o en una disfunción de las paredes intestinales, por lo cual los alimentos no son absorbidos correctamente a través del recubrimiento del intestino.

Estos problemas pueden causar toda una serie de enfermedades. Debemos recalcar que nos referimos aquí a los problemas funcionales, en los que el sistema no funciona como debería, y no a las afecciones orgánicas causadas por una lesión o una anormalidad estructural de los órganos y tejidos en cuestión.

Un excelente ejemplo del complejo funcionamiento del proceso digestivo es la acción de las hierbas digestivas amargas. A menudo se dice bromeando que cuanto peor sepa una medicina, mejor será para el que la toma. ¡En el caso de los amargos es verdad! Se ha descubierto que el gusto de lo amargo en la lengua estimula, a través de los circuitos reflejos del cerebro, las secreciones y la actividad del esófago, las secreciones del estómago, el duodeno y la vesícula biliar, y estimula la producción de insulina por el páncreas. ¡Y todo esto a causa de un sabor desagradable en la boca!.

Aparte de su función de asimilación, una actividad igualmente importante del aparato digestivo es la eliminación. No absorbemos todos los alimentos que tomamos, algunos no son digeribles y deben ser expulsados.

El cuerpo también produce grandes cantidades de productos de desecho metabólicos que se eliminan, en parte a través del aparato digestivo. El estado de los intestinos y de su contenido afectará de forma fundamental al resto del cuerpo.

La atención prestada a los intestinos por los naturópatas es comprensible, y la naturaleza de los alimentos que comemos de gran importancia. Además de las influencias fisiológicas que afectan al funcionamiento y a la salud del aparato digestivo, existe una interacción constante entre el estado de ánimo y la digestión.

Las emociones influyen profundamente tanto en el funcionamiento como en la estructura del tejido del estómago y los intestinos. Se produce una respuesta inmediata a la cólera, a la ansiedad, al miedo y a cualquier forma de estrés y preocupación.

Para enfocar la curación de los problemas digestivos de un modo holístico, es necesario tener en cuenta estas influencias psicológicas, estas son mis plantas favoritas para tratarlas.

- Aerofagia **Hinojo**

- Cálculos Biliares **Diente de león**

- Colitis — **Hinojo**
- Comidas copiosas — **Fumaria**
- Déficit de fibra — **Plantago**
- Flora intestinal — **Levadura**
- Diarrea — **Plantago**
- Digestión difícil — **Boldo**
- Digestiones pesadas — **Alcachofa**
- Dolor abdominal — **Melisa**
- Espasmos intestinales — **Melisa / Hinojo**
- Estomago delicado — **Jengibre**
- Estreñimiento crónico — **Plantago**
- Estreñimiento ocasional — **Cáscara sagrada / Sen**
- Insuficiencia biliar — **Boldo / Fumaria**
- Insuficiencia hepática — **Alcachofa / Boldo**

- Insuficiencia pancreática **Papaya**
- Mareos en viajes **Jengibre**
- Migrañas digestivas **Fumaria**
- Parásitos intestinales **Ajo**
  Tomillo
- Protector hepático **Cardo Mariano**

Aparato Genitourinario

Mucho de lo que puede decirse sobre la relación entre los riñones y el cuerpo, puede aplicarse al papel de un individuo o grupo dentro de un ecosistema, a un ecosistema dentro de la biosfera, a los planetas dentro del sistema solar, y así sucesivamente hacia el exterior.

Si miramos hacia adentro, hacia nuestro cuerpo y la estructura celular, encontraremos patrones de relaciones similares. El riñón se ocupa principalmente del mantenimiento de un entorno sano y constante en el cuerpo.

Su principal función es regular el contenido de agua en el cuerpo. Aunque el riñón se ha descrito con frecuencia como un órgano que segrega agua, su tarea es en realidad más bien es su conservación, pues gran parte del agua que atraviesa los riñones es reabsorbida.

Sólo una cantidad relativamente pequeña, que funciona como disolvente de los materiales de desecho, pasa realmente a la vejiga.

El riñón regula el equilibrio relativo de sal en el cuerpo, eliminando las cantidades excesivas. Otra función importante del riñón es el papel que desempeña en el mantenimiento de un equilibrio ácido/alcalino de la sangre.

También se ocupa de separar los desechos de las sustancias útiles. Dado que la sangre se filtra por los riñones, muchas moléculas vitales, como la glucosa y los aminoácidos, abandonan la sangre y entran en la orina.

Estas importantes moléculas son más tarde reabsorbidas, mientras que los productos de desecho son excretados. La complejidad del riñón se debe en parte a su capacidad para diferenciar los productos de desecho de las sustancias vitales.

El riñón está también implicado en la producción de la hormona renina, que se ocupa de la regulación de la presión sanguínea a través de un complejo mecanismo.

El milagro del nacimiento es un misterio más inherente a la forma corporal de la mujer que a la del hombre. El principal problema físico que se manifiesta en los hombres está asociado con la próstata y ello se trata en el aparato urinario. Las infecciones del aparato reproductor masculino deberían enfocarse del mismo modo que las infecciones del aparato femenino.

Para que el aparato reproductor sea un todo y funcione de un modo equilibrado e integrado, el cuerpo y el espíritu deben estar bien y deben desarrollarse como un todo. Si la dieta es deficiente, pueden aparecer problemas menstruales o de flujo vaginal.

Si el modo de vida no es armónico, el sistema dedicado a la creación de la nueva vida se verá afectado negativamente. Para que los niños nazcan sanos y perfectos, para que crezcan bien, el estilo de vida de la mujer embarazada debe ser perfecto.

Por tanto conviene controlar su salud en general, pero también controlar sus relaciones con el mundo: buscar apoyo emocional. Hay que examinar su vida mental: ¿piensa de forma positiva? ¿Qué clase de libros lee, qué películas ve, en qué tipo de política está implicada?

Su energía interior está afectada por la energía que le rodea, pero mucho más por el modo en que se relaciona con ella. Debe estar en paz con su mundo y en su relación con él.

Los principales problemas de este aparato y mis plantas favoritas para tratarlos, son:

• Cálculos urinarios	**Diente de león**
• Cistitis	**Brezo**
	Gabuya
• Cistitis preventivo	**Chanberry**
• Enuresis	**Amapola de California**
	Eleuterococo
• Incontinencia urinaria	**Gayuba**
• Insuficiencia renal	**Diente de león**
	Gayuba
• Problemas de próstata	**Calabaza**
	Ortiga-Pigeum
• Retención de líquidos	**Ortosifón**
• Menopausia	**Dong Quai**
	Salvia
• Regla abundante	**Cardo Mariano**
	Hammamelis
• Regla irregular	**Aceite de Onagra**
	Salvia
• Regla dolorosa	**Aceite de Onagra**

- Sudoración excesiva **Salvia**
- Frigidez **Damiana**
- Potencia sexual **Maca**
- Síndrome premenstrual **Aceite de Onagra**
  Dong Quai

Aparato Locomotor

Nuestro esqueleto, el tejido conjuntivo, nuestros músculos y nuestras articulaciones nos sostienen, nos permiten estar de pie, movernos, y nos dan forma. Los utilizamos mucho y mal y en ellos se produce un enorme desgaste físico.

Pero la salud de estos tejidos no sólo depende del uso que hacemos de ellos, o de la estructura de la cual forman parte, sino también en gran medida del entorno interno, del estado de nuestro metabolismo, de la dieta y del estilo de vida.

Es evidente que las debilidades genéticas pueden desempeñar también un papel muy importante, pero si son detectadas, es posible hacer mucho por evitar que se manifiesten como problemas.

Si los problemas se deben a desviaciones estructurales, la osteopatía o la quiropráctica podrán ser muy valiosas. Algunas veces el esqueleto está desviado de tal forma, que las deteriora las funciones neurológicas, trastornando la función de los órganos o la armonía de todo el cuerpo.

Las técnicas osteopáticas o quiroprácticas pueden ayudar a enderezar el cuerpo, así como los métodos de ajustes psicofísicos, como el Rolfing, la Técnica Alexander o el Feldenkrais.

Pero la principal fuente de las afecciones que invaden este sistema es la salud sistémica del cuerpo como un todo. Sólo cuando el entorno interior y el metabolismo estén en armonía, se mantendrá la salud y la totalidad.

Si sus procesos bioquímicos y metabólicos no son armónicos, el cuerpo deberá realizar un esfuerzo excesivo para eliminar los desechos y las toxinas.

Si este estado prosigue durante años (y es frecuente que pase desapercibido) las toxinas pueden acumularse en el tejido conjuntivo de las articulaciones y sembrar las simientes para el desarrollo del reumatismo y la artritis, especialmente si existe una disposición genética en esta dirección.

De todos los problemas que pueden afectar a este sistema, es en el área de las enfermedades crónicas y degenerativas en la que la fitoterapia tiene mucho que ofrecer. Estas son mis plantas favoritas para las diferentes patologías:

- Artritis — **Uña de gato / Harpagofito**
- Artrosis — **Harpagofito / Cola de caballo**
- Citica — **Harpagofito / Grosellero negro**
- Dolor de espalda — **Uña de gato / Harpagofito**
- Dolor muscular — **Harpagofito / Grosellero negro**
- Consolidación de fracturas — **Cola de caballo**
- Gota — **Fresno / Diente de león**
- Dolor articular — **Harpagofito / Uña de Gato**

- Tendinitis **Harpagofito**
 Cola de caballo

- Torceduras **Harpagofito**
 Ananás

Aparato Respiratorio

El aire que respiramos es ecología espiritual en acción. Cuando aspiramos el aliento de la vida, compartimos el aire con todos los seres humanos, con toda la vida de nuestro planeta.

A través de la respiración, nuestra unicidad con los árboles se pone de manifiesto, nuestra comunicación con los océanos tiene un efecto inmediato. A través de la circulación de los gases y de la energía de la atmósfera, se revela la realidad del todo planetario, repercutiendo en toda la vida humana.

Esta visión subyace a la curación holística, al igual que la ecología: es la ciencia del todo. Desde la perspectiva de una ecología espiritual podemos repetir la pregunta de los místicos: ¿Quién respira?
Cada minuto (normalmente de forma inconsciente) inspiramos y expiramos entre diez y quince veces. Cada día, movemos aire suficiente de un lado para otro, como para hinchar varios miles de globos. De este modo, el cuerpo puede extraer del aire el oxígeno que necesita y eliminar de la sangre el dióxido de carbono superfluo.

Aunque sólo una quinta parte del aire es oxígeno, es esta parte la que nuestro cuerpo necesita para sobrevivir, pues cada una de sus células necesita oxígeno para liberar la energía encerrada en las reservas alimenticias.

Muchas células pueden sobrevivir durante un tiempo sin oxígeno; otras necesitan un suministro constante. Las células cerebrales mueren (y no pueden ser reemplazadas) si les falta oxígeno durante más de unos cuantos minutos.

Abastecer de oxígeno a las células del cuerpo es la responsabilidad de los aparatos respiratorio y circulatorio. Este proceso es controlado por el cerebro a través del bulbo raquídeo en el tronco cerebral, donde los mensajes relacionados con la composición sanguínea son integrados con otra información, regulando así el ritmo apropiado de la respiración.

El flujo y reflujo de la respiración introduce la energía vital en el ser. Por tanto, si existen trastornos respiratorios que inhiben un intercambio de gases, pueden provocar un descenso de la vitalidad corporal, un aumento de los trastornos metabólicos y una degeneración de los tejidos.

La anatomía y fisiología del aparato respiratorio es una encarnación compleja y maravillosa de integración y totalidad.

Para el tratamiento de las patologías del aparato respiratorio, a mí me gusta usar las siguientes plantas:

• Alergias	**Llanten Mayor** **Marrubio**
• Anginas	**Própolis**
• Aumento de defensas	**Equinácea**
• Asma	**Llanten Mayor** **Marrubio**
• Bronquitis aguda	**Eucalipto**
• Bronquitis crónica	**Eucalipto** **Marrubio**
• Dolor de garganta	**Própolis**
• Estados febriles	**Reina de los prados**

- Fiebre del heno — **Llanten Mayor / Tomillo**
- Prevención y tratamiento gripe — **Equinácea / Própolis**
- Aumento de defensas — **Equinácea**
- Asma — **Llanten Mayor / Marrubio**
- Laringitis — **Marrubio**
- Rinitis — **Eucalipto / Própolis**
- Sequedad de boca — **Bolbo**
- Sinusitis — **Llanten Mayor**
- Tos productiva — **Eucalipto**
- Tos seca — **Tomillo / Sauco**

Piel y Faneras

Nuestra piel desempeña numerosas funciones. Es el principal órgano protector de nuestro cuerpo, sin una piel completa y coherente no tardaríamos en morir de infección masiva o de shock alérgico, pues la piel protege al cuerpo de las lesiones, de la luz y de las sustancias químicas, de las temperaturas extremas y de la invasión de los microorganismos.

Algunas de sus funciones protectoras se mantienen a través de procesos ecológicos complejos, como la protección contra las infecciones.

La piel no sólo segrega sustancias antimicrobianas, sino que también hospeda una comunidad natural no hostil de bacterias. Estas bacterias huéspedes protegen la piel contra la invasión de microorganismos hostiles, manteniendo un entorno que le es desfavorable. Uno de los posibles problemas de la terapia con antibióticos es el trastorno de esta comunidad bacteriana, abriendo camino a las infecciones a través de la piel.

De modo parecido, los desodorantes químicos y los antitranspirantes funcionan en parte destruyendo las bacterias naturales de la piel y trastornando así su delicado equilibrio.

La piel es también responsable en muchas maneras del mantenimiento de un entorno interno estable y armonioso. Por una parte, la piel nos protege contra la pérdida de agua, sales y sustancias orgánicas del interior del cuerpo; por otra, es uno de los cuatro principales órganos responsables de la secreción de los productos de desecho y del agua.

Puesto que la piel segrega de cerca de una cuarta parte de dichos productos, cualquier disfunción de la piel en este campo presionará a los otros tres órganos de eliminación: los riñones, los pulmones y los intestinos, pues tendrán que soportar una carga mayor.

Por consiguiente, un problema en la capacidad de eliminación de la piel puede provocar problemas secundarios en otros órganos, y las dificultades en dichos órganos puede producir, a su vez, dificultades en la piel.

Esta desempeña también un papel en el control de la temperatura, pues sus glándulas sudoríparas regulan la secreción de agua.

A través de la piel se produce el contacto físico con nuestro entorno, pues es rica en terminales de nervios sensorios. Vale la pena mencionar que, en el embrión, la piel se desarrolla a partir de la misma fuente que el tejido nervioso.

Este origen común indica la estrecha relación entre la piel y el sistema nervioso, relación que puede considerarse como una manifestación física de la estrecha conexión entre nuestro ser interno y el modo en que se refleja en el mundo.

Por tanto, las enfermedades cutáneas serán a menudo un reflejo externo de los problemas internos, y deben ser tratadas como tales. Sólo raras veces es posible referirse a la piel de forma aislada, como en el caso de las contusiones o las heridas.

A continuación veremos qué plantas me gusta recomendar para tratar las diferentes afecciones:

- Acné   **Bardana**
                                         Pensamiento

- Alergia   **Llanten mayor**
                                         Pensamiento

- Arrugas — **Aceite de borraja**

- Asma — **Llánten Mayor**
  Marrubio

- Bronceado — **Zanahoria**
  Aceite de borraja

- Caída del cabello — **Alfalfa**
  Levadura

- Cuperosis — **Arándano**
  Castaño de indias

- Cutis apagado — **Lavadura**
  Aceite de onagra

- Eczema — **Aceite de onagra**
  Pensamiento

- Estrías — **Aceite de borraja**
  Rosa mosqueta

- Piel seca — **Aceite de borraja**
  Aceite de onagra

- Quemaduras — **Aloe vera**

- Queloides — **Rosa mosqueta**

- Sudoración — **Salvia**

- Orzuelos — **Eufrasia**

Sistema Nervioso

En ningún otro sistema del cuerpo la conexión entre los aspectos físicos y psicológicos de nuestro ser es tan manifiesta como en el sistema nervioso. Es evidente que el sistema nervioso forma parte de la estructura física del cuerpo, y que todos los procesos psicológicos tienen lugar en el sistema nervioso. Por consiguiente, si existe un malestar a nivel psicológico, éste se reflejará a nivel físico; y si hay un malestar a nivel físico, éste se reflejará a nivel psicológico. Uno se pregunta cómo es posible que se haya llegado a considerar el lado físico del ser como algo independiente de lo psicológico.

El enfoque holístico de la curación con las plantas reconoce esta interconexión y considera el tejido nervioso y sus funciones como un elemento vital en el tratamiento de todo el ser.

La medicina alopática tradicional tiende a reducir los problemas psicológicos a un mero nivel bioquímico, y asume que los medicamentos apropiados «solucionarán», o por lo menos ocultarán suficientemente el problema como para hacer posible que se siga con una vida «normal».

Curiosamente, muchas técnicas en el campo de la medicina alternativa asumen o presuponen lo contrario, es decir, que los factores psicológicos son la causa de cualquier enfermedad y que el tratamiento de la psique es el único modo apropiado de curar, en consecuencia, el problema físico.

Si reunimos estos dos criterios reduccionistas, nos acercaremos al enfoque holístico; con la fitoterapia podemos tratar al sistema nervioso como una parte de todo el cuerpo; podemos alimentarlo y reforzarlo, y además ayudar a la psique.

Para que nuestro ser esté completamente sano, debemos cuidar de nuestra salud física a través de una dieta adecuada y de un modo de vida adecuado, pero también somos responsables de una sana vida emocional, mental y espiritual estabilidad.

Nuestros pensamientos deberían ser creativos, realzar nuestra vida, abiertos al libre flujo de intuición e imaginación, exentos de rigidez conceptual.

Igualmente, debemos seguir abiertos al libre flujo de las energías superiores de nuestra alma, sin las cuales es imposible la salud.

Cualquier malestar del cuerpo debe ser considerado en su contexto emocional, mental y espiritual, lo mismo que en su contexto físico. Asimismo debemos recordar que formamos parte del todo más grande de la humanidad y que por tanto estamos conectados con las enfermedades de la humanidad e inmersos en un mar de impulsos y factores que no están directamente bajo nuestro control. Ha quedado bien demostrado con la epidemia del COVID-19, creo que no se necesitan más pruebas.

Muchas neurosis que observamos hoy en día en la sociedad occidental son respuestas normales a un entorno anormal, reacciones sanas de la psique a las insensateces de una sociedad enferma.

Cuando la enfermedad individual es realmente un reflejo de la enfermedad social, existe un límite para la curación. Ser un terapeuta de finales del siglo, implica tener conciencia del todo, además de una cierta cantidad de comprensión política, sino de militancia activa.

Para que podamos ser un todo, nuestra sociedad debe ser un todo. Debemos ser un todo, para que nuestra sociedad refleje fielmente nuestras máximas aspiraciones, debemos vivir, personificar y reflejar dichas aspiraciones.

La fitoterapia puede ser un instrumento ecológico y

espiritualmente integrado para ayudar al sistema nervioso de la humanidad, a fin de que la humanidad pueda ayudarse a sí misma. Se trata de un equivalente ideal, a nivel físico, de las técnicas terapéuticas a nivel psicológico, para ayudar a las personas a aceptar su totalidad.

- Irritabilidad — **Hipérico**
- Ansiedad — **Amapola de California**
- Conciliar el sueño — **Pavolina**
- Depresión — **Hipérico**
- Deshabituación de sedantes — **Pasiflora**
- Desintoxicación del tabaco — **Valeriana**
- Estrés — **Espino albar**
- Insomnio con despertad precoz — **Pasiflora**
- Nervios localizados estomago — **Melisa**
- Nerviosismo — **Valeriana**
- Palpitaciones — **Espino albar**
- Pesadillas — **Pavolina**
- Jaquecas — **Migranela**

Plantas Variadas

La fitoterapia, las poderosas cualidades curativas de las hierbas, han sido utilizadas con diferentes filosofías terapéuticas a lo largo de la historia. Las plantas eran utilizadas en el sistema ayurvédico de la India y en la medicina china junto con la acupuntura y otras técnicas.

Desempeñan un papel muy importante en la ecología de la curación espiritual de los indios de América del Norte. Son utilizadas como fuente de medicamentos en el enfoque altamente científico y tecnológico de la moderna farmacología y la medicina alopática.

De hecho, la medicina alopática, que a menudo se denomina medicina ortodoxa, tiene sus raíces en el uso de las hierbas. Hasta hace unos cincuenta años, casi todas las entradas en las farmacopeas (que describían la elaboración de los medicamentos) indicaban un origen herbario.

La fitoterapia es la utilización de productos vegetales (plantas o hierbas) con un fin terapéutico, de modo que se puedan prevenir, aliviar o curar cualquier patología y mantener así un buen estado de salud.

Completo este repaso por los aparatos y sistemas del cuerpo con unas plantas que me gusta usar para diferentes patologías y trastornos. Destaco la raíz de Astragalus, la que es para mí, la reina de las plantas, muy utilizada en Medicina Tradicional China.

- Aumento Telomerasa e Inmunidad   **Astragalus**

- Celulitis   **Camilia**
  Ananás

- Celulitis dolorosa   **Ananás**
  Reina de los prados

- Control de peso y cansancio   **Focus**
  Guaraná

- Diabetes sin insulina   **Fasolina**

- Control de peso con edema **Camilina Vellosilla**

- Control de peso con apetito **Camilina Glucomanano**

- Control de peso con estreñimiento **Plantago Ortosifón**

- Control de peso con mala circulación **Vellosilla Vid Roja**

- Anemia **Alfalfa Espirulina**

- Cansancio **Gilseng**

- Fatiga muscular **Eleuterococo**

Mis plantas de la A a la Z

La venta de medicamentos es un gran negocio. Las empresas farmacéuticas invierten cada año miles de millones de euros en publicidad, financiación de revistas científicas, congresos, regalos y conferencias bien pagadas para conseguir que los médicos receten sus productos. El resultado es que se consumen muchos más medicamentos de los necesarios.

Este exceso lo paga el Estado y los consumidores, que creen hacer lo mejor por su salud. Además, los medicamentos tienen efectos secundarios que causan nuevos problemas, a menudo graves (los medicamentos son la tercera causa de muerte, por detrás de las enfermedades cardiovasculares y el cáncer).

Pero esto es una visión mía de cómo lo veo yo, pero también pasa con los productos naturales, las personas se creen que porque sean naturales, no pasa nada y como al compañero de oficina, el del gimnasio o el familiar le va bien, a mí también. Natural no es lo mismo que inocuo. Quiero decir que pueden tener efectos secundarios o incompatibilidad con diferentes medicamentos, antes de tomar nada, por favor, **consúltame, tienes el contacto al final del libro**, sino a otro naturópata y por supuesto si estas con alguna medicación, también a tu médico, él lo debe saber, por si hay mejoría y tiene que bajar la dosis o es incompatible con lo que estas tomando. La Coca y el Opio son plantas medicinales y mira si funcionan, además son incompatibles con muchísimas cosas, pero sobre todo si son utilizadas de manera indebida se convierten en una droga que genera dependencia.

Los trastornos de salud más comunes pueden tratarse con terapias seguras, como las plantas medicinales. Las que considero mejores y las más usadas y efectivas son las siguientes:

Ajo

Nombre y parte utilizada
Ajo (Bulbo)

Nombre científico
Allium sativum

Composición
Fructosanas, garlicina, aliína, alicina, vitaminas A, B1, B2, B6, C, adenosina, sales minerales

Propiedades terapéuticas
Hipotensor, fibrinolítico, antifúnfico, antihelmíntico, antiséptico El ajo disminuye la agregación plaquetaria y aumenta sensiblemente la actividad fibrinolítica.. Estos dos efectos conjugados le confieren propiedades antitrombóticas.

Indicaciones
Gracias a su actividad hipolipemieante e hipocolesterolemiante, previene igualmente la arterios-clerosis y los accidentes vasculares asociados a la misma. Por lo tanto el ajo mejora la circulación sanguínea y de ahí su acción beneficiosa sobre la hipertensión arterial.

Contraindicaciones
Hipertiroidismo, hemorragias activas, pre y post-operatorios, tratamiento con anticoagulantes

Albahaca

Nombre y parte utilizada
Albahaca (Sumidad florida y hojas) |ьи
Nombre científico
Ocimum basilicum
Composición
Aceite esencial, flavonoides, ácido cafeico, esculósido.
Propiedades terapéuticas
Uso alimentario, antiespasmódica, carminativa, antihelmíntico.
Indicaciones
Flatulencia Digestiones pesadas Meteorismo Espasmos digestivos
Contraindicaciones
Embarazo, lactancia.

Alcachofa

Nombre y parte utilizada
Alcachofa (Hojas)

Nombre científico
Cynara scolymus

Composición
Ácidos fenolcarboxílicos, cinarina, flavonoides, lactonas sesquiterpénicas, sales potásicas y magnésicas

Propiedades terapéuticas
Alimentación, hipocolesteromiante, diurético, hepatoprotector, colerético. Su acción colerética, aumentando la secreción biliar, es especialmente útil en caso de congestión hepática ictericia y mala digestión de las grasas.

Indicaciones
Al estimular la secreción biliar, también actúa sobre los casos de estreñimiento, ya que la bilis permite activar los movimientos intestinales, contribuyendo a la eliminación de materia fecal. La alcachofa también estimula la regeneración de las células hepáticas cuando están expuestas a toxinas. Su actividad depurativa resulta muy interesante como coadyuvante en las dietas de control de peso. Posee también actividad hipocolesteromiante e hipertrigliceremia. Útil en Hiperuricemia, gota y edemas.

Contraindicaciones
Lactancia, obstrucción hepatobiliar.

Alfalfa

Nombre y parte utilizada
Alfalfa (Sumidades aéreas)
Nombre científico
Medicago sativa
Composición
Saponósidos, taninos, sales minerales (Ca, Fe, P, K), isoflavonas, vitaminas (C,A,K,D,E)
Propiedades terapéuticas
Estados carenciales, malnutrición, déficit de absorción de vitaminas y minerales, anemia, adelgazamiento. La alfalfa constituye una de las fuentes minerales más ricas gracias a su raíz, que es capaz de absorber nutrientes difícilmente accesibles a la mayoría de las plantas
Indicaciones
Efecto remineralizante, beneficioso para mejorar los problemas de debilidad de uñas frágiles y cabellos apagados, abiertos y quebradizos. Aporta todas las vitaminas incluso la K, esencial para la síntesis de factores de coagulación, por lo que se recomienda en casos de anemia, Hemorragias (capilares, nasales, gástricas, uterinas funcionales...), Consolidación de fracturas.
Contraindicaciones
Medicación estrogénica, hemostática o anticoagulante.

Aloe Vera

Nombre y parte utilizada
Aloe Vera (Hojas. De ellas se extrae el gel de aloe)
Nombre científico
Aloe barbadensis
Composición
Taninos, mono y disacáridos, esteroles, enzimas, vitaminas, minerales, aloína
Propiedades terapéuticas
Laxante, purgante, aperitivo, cicatrizante.
Indicaciones
En uso interno está indicado en casos se estreñimiento. Como uso externo el gel de aloe es un excelente calmante, cicatrizante y regenerante en caso de quemaduras, heridas, dermatosis, irritaciones de la piel.
Contraindicaciones
Por vía interna en caso de embarazo, hemorroides sanguinolentas, colitis, prostatitis, obstrucción intestinal, colitis ulcerosa, enfermedad de Crohn. Por vía tópica es poco frecuente que los haya.

Amapola de California

Nombre y parte utilizada
Amapola de California (Sumidades aéreas)
Nombre científico
Eschscholtzia califórnica
Composición
Alcaloides, flavonoides
Propiedades terapéuticas
Estados neurotónicos (nerviosismo, irritación), trastornos del sueño. Posee efectos beneficiosos sobre la calidad del sueño en la fase de conciliación, aunque también sobre las pesadillas
Indicaciones
Es sedante aunque sin ser narcótica, tolerándose perfectamente. Es un buen ansiolítico que combate el stress y permite reducir tanto en adultos como en niños el nerviosismo. También posee actividad antiespasmódica y está indicada para atenuar los dolores o calambres que acompañan a los trastornos del sueño.
Contraindicaciones
Glaucoma, embarazo, lactancia, también existe interacción con las benzodiacepinas.

Ananás (Piña)

Nombre y parte utilizada

Ananás (Fruto)

Nombre científico

Ananas comosus

Composición

Enzimas proteolíticas (bromelaína), ácido cítrico y málico, vitaminas A, B y C, azúcares, sales minerales y abundante fibra en el corazón.

Propiedades terapéuticas

Estados inflamatorios (celulitis), digestiones pesadas, antiedematosa,. La piña o ananás posee una enzima proteolítica, la bromelaína, que es capaz de fraccionar las macroproteínas acelerando así su digestión y facilitando su eliminación.

Indicaciones

Es muy eficaz para combatir el peso excesivo asociado a la retención de líquidos o en el caso de celulitis. Al fragmentar las proteínas y separar el tejido celulítico, favorece la desinfiltración, la movilización y la eliminación de los depósitos de grasa. Por otra parte y gracias a su acción antiinflamatoria, la bromelaína se utiliza actualmente para reabsorber los edemas localizados, asociados a depósitos de grasa, contusiones, fracturas, torceduras, esguinces. En uso tópico limpieza de heridas y ulceraciones.

Contraindicaciones

Algunos antibióticos, fenobarbital.

Anís estrellado

Nombre y parte utilizada
Anís estrellado (Fruto)

Nombre científico
Illicium verum

Composición
Aceite esencial, ácido cafeico, ácido quínico, ácido sikímico, flavonoides, taninos catéquicos, cumarinas, triterpenos, lactonas sesquiterpénicas

Propiedades terapéuticas
Uso alimentario, carminativo, expectorante, mucolítico, espasmolítico, antiséptico.

Indicaciones
Afecciones respiratorias Dispepsia Espasmos digestivos Flatulencia

Contraindicaciones
Embarazo. Lactancia, hiperestrogenismo.

Arándano

Nombre y parte utilizada

Arándano (Fruto)

Nombre científico

Vaccinium myrtillus

Composición

Taninos, azúcares, pectina, inositol, flavonoides

Propiedades terapéuticas

Mejora la visión, fragilidad capilar, varices, hemorroides.

Indicaciones

Está indicado en caso de hemeralopía (reducción de la visión ante una iluminación intensa) o cualquier otro trastorno relacionado con las arterias a nivel ocular. Es un buen remedio para aquellas personas que han de conducir durante muchas horas seguidas, especialmente durante la noche, cuando disminuye la agudeza visual. También permite que los ojos se recuperen después de una intensa jornada de trabajo. Gracias a su acción sobre la microcirculación está indicada en casos de cuperosis.

Contraindicaciones

Irritante intestinal por lo que los tratamientos deben ser discontinuos.

Astrágalus

Nombre y parte utilizada
Astrágalo (Raíz)
Nombre científico
Astragálus membranaceus
Composición
Flavonoides, saponinas, aminoácidos, polisacáridos inmunoestimulantes, oligoelementos y triterpenos.
Propiedades terapéuticas
En medicina tradicional china se recomienda como coadyuvante en resfriados y gripe, para mejorar la resistencia física y humoral, para el tratamiento de la diarrea, edemas, menorragias y diabetes ...
Indicaciones
Alarga la vida (Efecto en la telomerasa) Antienvejecimiento, prevención del cáncer. Acción inmunoestimulante Propiedades protectoras del hígado Propiedades antivirales y antitumorales. Efectos cardiovasculares
Contraindicaciones
No se han descrito efectos secundarios a las dosis terapéuticas. Los estudios de toxicidad han demostrado su inocuidad. Aunque no tiene efectos mutagénicos, no se recomienda su empleo en el embarazo.

Bardana

Nombre y parte utilizada
Bardana (Raíz)
Nombre científico
Arctium lappa
Composición
Inulina, mucílagos, lactonas sesquiterpénicas, fitoesteroles
Propiedades terapéuticas
Erupciones cutáneas, acné, eczema, úlceras varicosas.
Indicaciones
Debido a sus propiedades antibacterianas y antifúngicas es muy útil en el tratamiento de afecciones cutáneas como el acné, eczemas, forúnculos o incluso la psoriasis. También gracias a su acción depurativa, drena el organismo de todas aquellas toxinas que contribuyen a la aparición de espinillas y favorecen su eliminación a nivel hepático y renal.
Contraindicaciones
Precaución en cardiópatas

Boldo

Nombre y parte utilizada
Boldo (Hojas)
Nombre científico
Peumus boldus
Composición
Alcaloides, flavonoides, taninos
Propiedades terapéuticas
Estimulante de la secreción biliar, diurético.
Indicaciones
Es colagogo -estimula la secreción biliar. Favorece la eliminación de cálculos biliares Hepatoprotector. Facilita la digestión tras comidas copiosas. Aumenta la secreción salivar. Estreñimiento.
Contraindicaciones
Embarazo, lactancia, obstrucción biliar.

Borraja

Nombre y parte utilizada
Borraja (Aceite obtenido de las semillas)
Nombre científico
Borago officinalis
Composición
Flores (mucílagos, sales minerales, trazas de alcaloides) **Semillas** (Ácidos grasos insaturados-oleico, linoléico, gamma linolénico)
Propiedades terapéuticas
Combatir sequedad cutánea, arrugas, estrías.
Indicaciones
Constituyen las membranas celulares. Sequedad cutánea, envejecimiento prematuro de la piel. Reforzar las uñas frágiles y quebradizas Xerosis, dermatitis atópica, estrías y arrugas. Actividad antiinflamatoria. Reepitelizante por la alantoína.
Contraindicaciones
Las flores en caso de hepatopatías, neoplasias, embarazo.

Brezo

Nombre y parte utilizada
Brezo (Sumidades floridas)
Nombre científico
Erica cinerea
Composición
Taninos, flavonoides.
Propiedades terapéuticas
Astringente, diurético, antiséptico de vías urinarias.
Indicaciones
Aliviar los fuertes dolores asociados a la cistitis. Esta acción se ejerce también sobre la próstata. Es fuertemente diurético. Sobrepeso acompañado de retención de líquidos. Hiperuricemia, gota.
Contraindicaciones
Gastritis.

Calabaza

Nombre y parte utilizada
Calabaza (Semillas)
Nombre científico
Cucurbita pepo
Composición
Proteínas (cucurbitina, peponósido), ácidos grasos insaturados, fitoesteroles, vitamina E, sales minerales.
Propiedades terapéuticas
Hiperplasia benigna de próstata.
Indicaciones
Inflamación y el crecimiento del tejido de la próstata. Arasitosis intestinales (oxiuriasis, ascaridiasis).
Contraindicaciones
No se han descrito.

Caléndula

Nombre y parte utilizada
Caléndula (Flores)
Nombre científico
Calendula officinalis
Composición
Flavonoides, saponósidos, alcoholes triterpénicos, taninos
Propiedades terapéuticas
Antiséptico, antiparasitario, antifúngico, antiinflamatorio, cicatrizante.
Indicaciones
Acné. Irritaciones cutáneas, eritema del pañal. Quemaduras superficiales. Cicatrizante. Gingivitis. Vulvovaginitis.
Contraindicaciones
Embarazo, lactancia (sólo utilizar tópicamente).

Camilina

Nombre y parte utilizada
Camilina (Hojas)

Nombre científico
Camellia sinensis

Composición
Bases xánticas (teína, teofilina, teobromina, xantina), taninos, flavonoides, vitaminas C y B

Propiedades terapéuticas
Diurético, lipolítico.

Indicaciones
Control de peso. Disminuye la asimilación de azúcares y grasas a nivel intestinal. También disminuye el nivel de lípidos en sangre y en especial del colesterol. Astenia psico-física. Por vía tópica para la reducción de adiposidades locales.

Contraindicaciones
Insomnio, ansiedad, hipertensión, gastritis, taquicardia.

Cardo Mariano

Nombre y parte utilizada
Cardo mariano (Los frutos secos "aquenios")

Nombre científico
Silybum marianum

Composición
Silimarina, flavonoides, proteínas, mucílagos.

Propiedades terapéuticas
Trastornos funcionales digestivos de origen hepático Actúa directamente sobre las células del hígado, regenerándolas y combatiendo las sustancias hepatotóxicas (alcohol, tóxicos alimentarios..)

Indicaciones
Favorece la secreción de la vesícula biliar por lo que se recomienda en caso de insuficiencia hepática. Cálculos biliares. Drenaje hepático. Hemorragias (hematuria, epistaxis, metrorragias).

Contraindicaciones
Embarazo, lactancia, pacientes con tratamiento antidepresivo a base de IMAO.

Cáscara sagrada

Nombre y parte utilizada

Cáscara sagrada (Corteza desecada del tronco y las ramas)

Nombre científico

Rhamnus purshiana

Composición

Compuestos antraquinónicos, taninos, sales minerales.

Propiedades terapéuticas

Laxante estimulante

Indicaciones

Tratamiento del estreñimiento ocasional debido a cambios de hábitos alimentarios, viajes, alteraciones emocionales, medicación, etc.
Además de estimular el tránsito intestinal favorece las secreciones intestinales.
No debe utilizarse en menores de 12 años y en el caso de adultos no debe exceder los ocho días.
Se recomienda beber agua en cantidad abundante para hidratar las heces y facilitar la evacuación.
Tras la normalización del tránsito intestinal y prevenir la aparición del estreñimiento es recomendable el uso del Plantago ovata.

Contraindicaciones

Embarazo, lactancia, obstrucción intestinal, pacientes en tratamiento con digitálicos.

Castaño de indias

Nombre y parte utilizada

Castaño de indias (Corteza, hojas y semillas)

Nombre científico

Aesculus hippocastanum

Composición

Taninos, flavonoides, heterósidos cumarínicos, fito-esteroles

Propiedades terapéuticas

Insuficiencia venosa, hemorroides, varices, piernas hinchadas, fragilidad capilar, calambres nocturnos.

Indicaciones

Aumenta la resistencia capilar, disminuye su permeabilidad y tiene un efecto antiinflamatorio y antiedematoso.
Debido a la presencia de flavonoides ejerce un efecto antiinflamatorio y vasoconstrictor que se traduce en una mejora de la circulación sanguínea y un alivio de los dolores hemorroidales.

Contraindicaciones

Embarazo, lactancia, niños, anticoagulación oral.

Cola de caballo

Nombre y parte utilizada
Cola de caballo (Tallos)
Nombre científico
Equisetum arvense
Composición
Sales minerales, saponósido, taninos, flavonoides.
Propiedades terapéuticas
Remineralizante, diurético, cicatrizante.
Indicaciones
Por su elevado contenido en sílice estimula la síntesis de colágeno contenido en el tejido óseo y conjuntivo lo que favorece la reconstrucción de los cartílagos. Útil en las personas con problemas articulares ya que mejora su movilidad y en las fracturas óseas ya que favorece su consolidación. Epistaxis (Hemorragia nasal). Uñas débiles y quebradizas. Caída del cabello. Retención de líquidos. Astenia, convalecencia.
Contraindicaciones
Embarazo, lactancia, gastritis.

Comino

Nombre y parte utilizada
Comino (Frutos)

Nombre científico
Cuminum cyminum

Composición
Aceite esencial, monoterpenos, triglicéridos de ácidos grasos.

Propiedades terapéuticas
Carminativo, digestivo, antiespasmódico.

Indicaciones
Uso alimentario Favorece la digestión ya que aumenta la producción de jugos digestivos. Favorece la expulsión de gases.

Contraindicaciones
Embarazo y lactancia. Niños.

Cranberry (Arándano rojo)

Nombre y parte utilizada
Cranberry "Arándano rojo" (Fruto)
Nombre científico
Vaccinium macrocarpon
Composición
Proantocianidinas, vitamina C.
Propiedades terapéuticas
Problemas urinarios, infecciones urinarias recidivantes.
Indicaciones
Antiséptico urinario, ya que posee la capacidad de inhibir la adhesión bacteriana a la superficie de la mucosa previniendo de este modo también las infecciones urinarias recurrentes. Elevado contenido de vitamina C. Equilibra la flora intestinal.
Contraindicaciones
Los tratamientos deben ser discontinuos.

Damiana

Nombre y parte utilizada
Damiana (Hojas)

Nombre científico
Turnera difusa

Composición
Ácido ascórbico, glucósidos, taninos, cafeína, aceite esencial.

Propiedades terapéuticas
Afrodisiaco, antiséptico urinario, diurético, expectorante, laxante suave, tónico estimulante.

Indicaciones
Impotencia, eyaculación precoz, frigidez, vaginismo Bronquitis, gripe, tos Cistitis. Estados de agotamiento.

Contraindicaciones
Embarazo, lactancia, alteraciones del ritmo cardíaco, ansiedad, insomnio, síndrome intestino irritable.

Diente de león

Nombre y parte utilizada

Diente de león (Raíz y hojas)

Nombre científico

Taraxacum officinale

Composición

Inulina, triterpenos, fitoesteroles, mucílagos, flavonoides.

Propiedades terapéuticas

Colagogo, colerético, facilita las funciones de eliminación renal y digestiva, depurativo, laxante suave.
Afecciones hepáticas en general.

Indicaciones

Acción laxante y diurética útil en caso de cálculos renales.
Drenaje hepático y renal.
Laxante suave.
Acción depurativa útil en acné, eczemas, forúnculos.

Contraindicaciones

Obstrucción biliar, litiasis.

Dong quai

Nombre y parte utilizada
Dong quai (Raíz)

Nombre científico
Angelica sinensis

Composición
Cumarinas, fitosteroles, flavonoides, polisacáridos.

Propiedades terapéuticas
Analgésico, antiinflamatorio, antiespasmódico, sedante.

Indicaciones
Síndrome premenstrual. Menopausia. Equilibra trastornos menstruales tales como la amenorrea, dismenorrea, etc.

Contraindicaciones
Embarazo, lactancia, trastornos hormonodependientes, anticoagulantes.

Eleuterococo

Nombre y parte utilizada
Eleuterococo (Raíz) |//
Nombre científico
Eleuterococus senticosus
Composición
Eleuterósidos A, B, D, E, I, K, L, M y saponósidos.
Propiedades terapéuticas
Estrés, fatiga, convalecencia.
Indicaciones
Hipotensión. Anemia, astenia. Mejora el rendimiento en deportistas y la concentración en estudiantes. No altera los controles antidopping. Síntomas asociados al climaterio. También denominado ginseng siberiano.
Contraindicaciones
Hiperestrogenismo, hipertensión arterial, taquicardia, alteraciones del ritmo cardíaco.

Equinacea

Nombre y parte utilizada

Equinacea (Raíz y sumidades floridas)

Nombre científico

Echinacea angustifolia

Composición

Ésteres del ácido cafeico, antocinósidos, alcaloides, polisacáridos.

Propiedades terapéuticas

Antiinflamatoria, antibacteriana, antifúngica, inmunoestimulante.

Indicaciones

Inmunoestimulante, útil en la prevención y tratamiento de catarros, gripe, procesos infecciosos y respiratorios en general-
Antitérmico y antiinflamatorio.
Antiviral.

Contraindicaciones

Embarazo, lactancia, tuberculosis, sida, esclerosis múltiple, hepatopatías, pacientes tratados con ciclosporinas.

Espino albar o blanco

Nombre y parte utilizada

Espino albar o espino blanco (Sumidades floridas, hojas y frutos)

Nombre científico

Crataegus oxycantha

Composición

Flavonoides, ácidos fenolcarboxílicos, ácidos triterpénicos.

Propiedades terapéuticas

Nerviosismo, insomnio, vasodilatador coronario, hipotensor ligero.

Indicaciones

Regulador del ritmo cardiaco, disminuyendo las palpitaciones.
Aumenta el flujo coronario y garantiza al músculo cardiaco un mayor aporte de sangre oxigenada.
Acción hipotensora.
Prevención de la angina de pecho.
Actividad sedante del sistema nervioso central útil en casos de ansiedad, nerviosismo, irritabilidad.
Trastornos del sueño sin provocar dependencia.

Contraindicaciones

Vigilar junto con la administración de benzodiacepinas o cardiotónicos.

Espirulina

Nombre y parte utilizada
Espirulina (El alga en su totalidad)

Nombre científico
Spirulina máxima

Composición
Proteínas, aminoácidos, vitaminas, ácidos grasos esenciales, mucílago, vitaminas y sales minerales (Se).

Propiedades terapéuticas
Saciante, complemento dietético rico en vitaminas, aminoácidos y sales minerales especialmente.

Indicaciones
Suplemento dietético en curas de adelgazamiento. Estreñimiento. Úlcera gastroduodenal.

Contraindicaciones
Hiperuricemia

Eucalipto

Nombre y parte utilizada
Eucalipto (Hojas adultas sin peciolo)
Nombre científico
Eucalyptus globulus
Composición
Eucaliptol, monoterpenos, aldehídos.
Propiedades terapéuticas
Antiséptico, mucolítico, expectorante, febrífugo, antihelmíntico, cicatrizante.
Indicaciones
Mucolítico ya que fluidifica las secreciones pulmonares favoreciendo su expulsión. Antitusivo. Actividad antibacteriana. Faringitis, bronquitis, rinitis, sinusitis.
Contraindicaciones
Embarazo, lactancia, niños menores de 6 años, asma, patología inflamatoria intestinal, hepatopatías.

Eufrasia

Nombre y parte utilizada
Eufrasia (Sumidades floridas, hojas y frutos)
Nombre científico
Euphrasia officinalis
Composición
Glucósidos, aceite esencial, taninos, ácidos fenil-carboxílicos, flavonoides, lignanos
Propiedades terapéuticas
Astringente, antiinflamatorio, descongestivo nasal, eupéptico, antiséptico.
Indicaciones
Conjuntivitis, blefaritis. Fatiga ocular. Sinusitis, rinitis. Faringitis.
Contraindicaciones
Hipertensión arterial, glaucoma, embarazo, lactancia.

Fasolina

Nombre y parte utilizada
Fasolina (Vaina de judía)

Nombre científico
Phaeosolus vulgaris

Composición
Pectinas, taninos, flavonoides.

Propiedades terapéuticas
Diurético, favorecedor del tránsito intestinal, control de la absorción de la glucosa.

Indicaciones
Posee la capacidad de ralentizar la absorción de los azúcares. Propiedades diuréticas. Cálculos renales gracias al incremento de la diuresis. Infecciones genitourinarias, al favorecer la diuresis. Aumenta la eliminación de microorganismos patógenos.

Contraindicaciones
Insuficiencia cardíaca, insuficiencia renal.

Frángula

Nombre y parte utilizada
Frángula (Tallo y ramas)

Nombre científico
Rhamnus frangula

Composición
Compuestos antraquinónicos

Propiedades terapéuticas
Laxante, colerético, colagogo, carminativo.

Indicaciones
Laxante suave. Regulador de la función intestinal. Hemorroides. Coadyuvante de tratamientos antihelmínticos.

Contraindicaciones
Embarazo, lactancia, crisis hemorroidal, insuficiencia renal o cardiaca.

Fresno

Nombre y parte utilizada
Fresno (Foliolos y corteza)

Nombre científico
Fraxinus excelsior

Composición
Flavonoides, taninos, polisacáridos heterogéneos, hidroxicumarinas, triterpenos.

Propiedades terapéuticas
Antiinflamatorio, laxante, diurético.

Indicaciones
Diurético suave. Antiinflamatorio. También es efectivo en el tratamiento de la gota por sus propiedades antiinflamatorias y diuréticas. Obstrucción intestinal.

Contraindicaciones
Embarazo y lactancia.

Fucus

Nombre y parte utilizada

Fucus (Talo)

Nombre científico

Fucus vesiculosus

Composición

Flavonoides, taninos, polisacáridos heterogéneos, hidroxicumarinas, triterpenos.

Propiedades terapéuticas

Laxante, hipocolesteromiante, diurético.

Indicaciones

Útil en regímenes de adelgazamiento.
Aporta minerales, vitaminas y oligoelementos.
Actúa sobre el metabolismo de los lípidos por su activación sobre la glándula tiroides.
Rico en fibra por lo que mejora el tránsito intestinal.
Adiposidades localizadas.
Hemorragias dentales.

Contraindicaciones

Hipertiroidismo, obstrucción intestinal, ansiedad, insomnio, taquicardia.

Fumaria

Nombre y parte utilizada
Fumaria (Planta florida)
Nombre científico
Fumaria officinalis
Composición
Ácido fumárico, ácidos fenólicos, flavonoides, taninos, sales potásicas.
Propiedades terapéuticas
Diurético, laxante suave, colagogo, antiinflamatoria, Colerética.
Indicaciones
Actúa sobre la vesícula biliar actuando sobre la formación de la bilis y su eliminación. Mejora la digestión. Evita la formación de cálculos biliares. Trastornos intestinales crónicos de origen biliar. Calma los espasmos intestinales.
Contraindicaciones
Glaucoma, embarazo, lactancia.

Gayuba

Nombre y parte utilizada
Gayuba (Hojas)

Nombre científico
Arctostaphylos uva-ursi

Composición
Taninos gálicos, heterósidos hidroquinónicos, pigmentos flavónicos, triterpenos pentacíclicos, alantoína.

Propiedades terapéuticas
Astringente, antiséptico urinario.

Indicaciones
Debido a sus propiedades antibacterianas resulta útil en cistitis. Antiinflamatorio y diurético, favoreciendo el aumento de volumen de orina y la eliminación renal de urea. Hemostático. Reepitelizante debido a la alantoína útil en heridas y ulceraciones (vía tópica).

Contraindicaciones
Embarazo, gastritis, insuficiencia hepática.

Gingko

Nombre y parte utilizada

Gingko (Hojas)

Nombre científico

Gingko biloba

Composición

Compuestos flavónicos, derivados del quercetol, lactonas terpénicas, fitosteroles.

Propiedades terapéuticas

Vasodilatador periférico, tónico venoso, aumenta la resistencia capilar.

Indicaciones

Varices, hemorroides, flebitis.
Efecto beneficioso sobre la memoria, al aumentar la circulación cerebral.
Ayuda también a tratar los problemas de equilibrio.
Neuroprotector.
Retinopatías.
Demencia senil y vascular.
Prevención de la arteriosclerosis y tromboembolismos.

Contraindicaciones

Pacientes tratados con anticoagulantes o con AAS.

Ginseng

Nombre y parte utilizada
Ginseng (Raíz de menos de seis años)
Nombre científico
Panax ginseng
Composición
Vitaminas grupo B y C, saponósidos triterpénicos, gingenósidos, fitosteroles, fitoestrógenos.
Propiedades terapéuticas
Adaptógeno, inmunoestimulante, estimulante del SNC.
Indicaciones
Fatiga física y psíquica. Períodos de convalecencia. Disminución de los niveles de colesterol y triglicéridos. Hipotensión arterial. Bradicardia. Disminución de la líbido por stress.
Contraindicaciones
Asma, enfisema, EPOC, ansiedad, hiperestrogenia, taquicardia, insomnio.

Glucomanano

Nombre y parte utilizada
Glucomanano, konjac (Rizoma)
Nombre científico
Amorphophallus konjac
Composición
Glucomanana, mucílagos.
Propiedades terapéuticas
El glucomanano tiene un efecto secuestrante (forma un gel viscoso que retrasa la absorción de lípidos y glúcidos), un efecto voluminizante que le confiere acción laxante y demulcente.
Indicaciones
Debido a su capacidad de absorber más de 100 veces su volumen en agua forma un gel denso en el estómago no asimilable por el organismo. Reduce la cantidad de alimento absorbida. Permite reducir la absorción de grasas y azúcares a nivel intestinal, además de favorecer el tránsito. Hiperlipemias. Estreñimiento.
Contraindicaciones
Estenosis esofágica o pilórica.

Grosellero negro

Nombre y parte utilizada
Grosellero negro (Hojas)
Nombre científico
Ribes nigrum
Composición
Flavonoides (rutósido, heterósido), Taninos (catecol), vitamina C.
Propiedades terapéuticas
Diurético, antiinflamatorio.
Indicaciones
Antireumático y antiinflamatorio útil en procesos reumáticos. Diurético ya que favorece la eliminación de productos residuales (ácido úrico y toxinas). Útil en el tratamiento de la gota.
Contraindicaciones
Gastritis, úlcera gastroduodenal.

Guaraná

Nombre y parte utilizada

Guaraná (Semillas)

Nombre científico

Paulinia cupana.

Composición

Bases púricas (cafeína, teofilina, teobromina), taninos catéquicos, saponósidos, mucílagos.

Propiedades terapéuticas

Estimulante del SNC. Fatiga, astenia, convalecencia, coadyuvante de dietas de control de peso.

Indicaciones

Astenia física e intelectual.
Prevención de la arteriosclerosis y tromboembolismos.
Anorexígeno (quita el apetito).
Favorece la eliminación de la grasa y ayuda a que ésta se queme más fácilmente por lo que resulta útil en las dietas de control de peso.

Contraindicaciones

Ansiedad, nerviosismo, taquicardia, palpitaciones, gastritis.

Hammamelis

Nombre y parte utilizada
Guaraná (Hojas)
Nombre científico
Hammamelis virginiana
Composición
Antiinflamatoria, efecto venotónico, astringente, vasoprotector.
Propiedades terapéuticas
Estimulante del SNC. Fatiga, astenia, convalecencia, coadyuvante de dietas de control de peso.
Indicaciones
Varices. Hemorroides. Flebitis. Acción venotónica. Los flavonoides ejercen una acción vitamínica P que se traduce en un aumento de la resistencia de las pequeñas venas y capilares y en una disminución de la permeabilidad capilar. Del mismo modo las propiedades antioxidantes protegen las paredes de venas y capilares.
Contraindicaciones
Gastritis, úlcera gastroduodenal.

Harpagofito

Nombre y parte utilizada
Harpagofito (Tubérculo)

Nombre científico
Harpagophytum procumbens

Composición
Antiinflamatoria, efecto venotónico, astringente, vasoprotector.

Propiedades terapéuticas
Dolores reumáticos, procesos inflamatorios articulares, gota.

Indicaciones
Enfermedades reumáticas. Traumatismos. Su uso permite reducir las dosis de corticoides y AINE Favorece la eliminación de ácido úrico por lo que también es eficaz en el tratamiento de la gota.

Contraindicaciones
Embarazo, gastritis, obstrucción de vías biliares.

Hierba luisa

Nombre y parte utilizada
Hierba luisa (La plata florida, hojas)
Nombre científico
Lippia triphilla
Composición
Aceite esencial rico en citral, furocumarinas, flavonoides.
Propiedades terapéuticas
Aperitivo, eupéptico, carminativo, espasmolítico.
Indicaciones
Dispepsias. Meteorismo. Gastroenteritis. Dismenorrea. Vómito.
Contraindicaciones
No se han descrito.

Hinojo

Nombre y parte utilizada
Hinojo (Fruto, raíz y hojas)
Nombre científico
Foeniculum vulgare
Composición
Fitosteroles, cumarinas, flavonoides.
Propiedades terapéuticas
Aerofagia, gases, digestión difícil, expectorante.
Indicaciones
Los frutos ricos en aceite esencial (anetol) le confiere la capacidad de estimular la digestión, calmar los espasmos y dolores abdominales. Evita la formación de gases intestinales bloqueando los procesos de fermentación.
Contraindicaciones
Embarazo, lactancia, síndrome del intestino irritable, colitis ulcerosa, enfermedad de Crohn, hepatopatías.

Hipérico

Nombre y parte utilizada
Hipérico (Sumidades floridas)
Nombre científico
Hypericum perforatum
Composición
Flavonoides, protoantocianidoles, aceite esencial rico en alfa pineno, taninos, fitosteroles, cumarinas.
Propiedades terapéuticas
Antidepresivo, tranquilizante, trastornos del sueño.
Indicaciones
Tratamiento de la depresión de ligera a moderada. Modulador de las emociones. Terrores nocturnos. Trastornos neurovegetativos asociados al climaterio En uso tópico para heridas, llagas, quemaduras.
Contraindicaciones
Embarazo, uso con alimentos y plantas ricas en tiamina (la asociación podría producir elevación de la tensión arterial). Vigilar posibles alteraciones dérmicas de fotosensibilización al exponerse a la radiación solar.

Jengibre

Nombre y parte utilizada
Jengibre (Rizoma)

Nombre científico
Zingiber officinale

Composición
Derivados monoterpénicos y sesquiterpénicos, oleorresinas

Propiedades terapéuticas
Estomáquico, digestiones difíciles, falta de apetito, cinetosis, protector de la mucosa gástrica.

Indicaciones
Prevención de mareos en trasnporte o cinetosis (coche, barco, avión…).   Estimulación de la líbido.   Úlcera gastroduodenal.   Meteorismo.   Vértigos.

Contraindicaciones
El uso del jengibre como antiemético durante el embarazo debe hacerse por prescripción facultativa.

Kola

Nombre y parte utilizada
Kola (Semillas)
Nombre científico
Cola nítida
Composición
Bases xánticas (cafeína, teobromina, teofilina), taninos, sales potásicas.
Propiedades terapéuticas
Estimulante de SNC, defatigante.
Indicaciones
Estimulante del SNC y muscular. Cansancio. Debilidad muscular.
Contraindicaciones
Insomnio, nerviosismo, taquicardia.

Laurel

Nombre y parte utilizada
Laurel (Hojas y frutos)

Nombre científico
Laurus nobilis

Composición
Aceite esencial, lactonas sesquiterpénicas, alcaloides iso quinoleínicos, taninos.

Propiedades terapéuticas
Antiséptico, sedante, carminativo, expectorante, espasmolítico, colagogo.

Indicaciones
Flatulencia. Espasmos digestivos. Bronquitis. Gargarismos en caso de faringitis.

Contraindicaciones
Embarazo, lactancia. Niños. Síndrome intestino irritable. Enfermedad de Crohn.

Levadura de cerveza

Nombre y parte utilizada
Levadura de cerveza (Levadura)
Nombre científico
Saccharomyces cerevisiae
Composición
Glúcidos, lípidos, aminoácidos, enzimas digestivos, vitaminas, sales minerales.
Propiedades terapéuticas
Astenia, convalecencia, regeneración flora bacteriana.
Indicaciones
Por su elevada riqueza en vitamina B, sales minerales y aminoácidos resulta muy útil en la caída del cabello, uñas quebradizas, mejorar el estado de la piel. Astenia, cansancio. Tras el tratamiento con antibióticos ya que regenera la flora intestinal.
Contraindicaciones
Hiperuricemia por su elevado contenido proteico.

Llanten

Nombre y parte utilizada
Llanten (Sumidades aéreas)

Nombre científico
Plantago major

Composición
Glucósidos, Iriroides, Taninos, sales minerales, mucílagos, aceites.

Propiedades terapéuticas
Afecciones bronquiales y alergias respiratorias.

Indicaciones
Por sus propiedades antibacterianas y antitusivas es muy útil en el tratamiento de afecciones broncopulmonares. Antiinflamatorio y antialérgico en alergias respiratorias, faringitis, laringitis y bronquitis. Diurético.

Contraindicaciones
Alergia a las plantagináceas.

Maca

Nombre y parte utilizada
Maca (Raía)
Nombre científico
Lepidium meyenii
Composición
Alcaloides, aminoácidos, proteínas, vitaminas, sales minerales.
Propiedades terapéuticas
Vigor y energía.
Indicaciones
Propiedades energizantes y revitalizantes. Favorece la fertilidad. Incrementa la potencia sexual. Remineralizante. Sequedad vaginal.
Contraindicaciones
Insomnio, ansiedad, trastornos tiroidales.

Manzanilla

Nombre y parte utilizada
Manzanilla (Capítulos florales)

Nombre científico
Matricaria chamomilla

Composición
Flavonoides, cumarinas, lactonas sesquiterpénicas, aceite esencial (camazuleno, alfa bisabolol), sales minerales, mucílagos.

Propiedades terapéuticas
Antiinflamatorio, antiséptico, espasmolítico, carminativo, emenagogo.

Indicaciones
Gastritis. Úlcera gastroduodenal. Espasmos gastrointestinales. Trastornos hepatobiliares. Nerviosismo, insomnio. Uso tópico: blefaritis, conjuntivitis, aftas bucales, vulvovaginitis.

Contraindicaciones
Embarazo, lactancia, niños menores de 6 años, pacientes con alergias respiratorias.

Marrubio

Nombre y parte utilizada
Marrubio (Hojas, sumidades florales)
Nombre científico
Marrubium vulgare
Composición
Lactonas diterpénicas, ácidos fenólicos, colina, taninos, sales minerales, saponósidos, flavonoides.
Propiedades terapéuticas
Expectorante, fluidificante, febrífugo.
Indicaciones
Fluidifica las secreciones de los bronquios, facilitando así la expectoración. Gracias a sus mucílagos suavizantes y antiinflamatorios es útil en el tratamiento de las inflamaciones de la garganta. Al ser un dilatador bronquial es eficaz en caso de asma.
Contraindicaciones
Embarazo, lactancia, afecciones cardíacas.

Mate

Nombre y parte utilizada
Mate (Hojas)

Nombre científico
Ilex paraguensis

Composición
Taninos catéticos, lactonas, bases púricas (cafeína, teobromina, teofilina), alcaloides.

Propiedades terapéuticas
Estimulante del sistema nervioso, diurético, lipolítico.

Indicaciones
Astenia Coadyuvante en tratamientos de sobrepeso.

Contraindicaciones
Ansiedad, insomnio, taquicardia.

Meliloto

Nombre y parte utilizada
Meliloto (Sumidades floridas)

Nombre científico
Melilotus officinalis

Composición
Heterósidos cumarínicos, cumarinas, flavonoides, saponósidos, ácidos fenólicos.

Propiedades terapéuticas
Vasoprotector, diurético, sedante, espasmolítico, vanotónico, anticoagulante.

Indicaciones
Varices, flebitis, edemas. Prevención de tromboembolismos. Espasmos gastrointestinales.

Contraindicaciones
Úlcera gastroduodenal, tratamiento con anticoagulantes o hemostáticos.

Melisa

Nombre y parte utilizada
Melisa (Hojas y sumidades floridas)
Nombre científico
Melissa officinalis
Composición
Aldehidos, terpenos, alcoholes, taninos catéquicos, ácidos fenólicos, mucílagos, flavonoides.
Propiedades terapéuticas
Aperitivo, digestivo, carminativo, espasmolítico, sedante.
Indicaciones
Inapetencia. Gastritis. Espasmos intestinales, eructos. Acción sedante sobre estados de nerviosismo y ansiedad. También ejerce una acción beneficiosa sobre los zumbidos de oídos.
Contraindicaciones
Hipotiroidismo (se ha descrito un efecto antitiroideo de la melisa), embarazo, lactancia.

Menta

Nombre y parte utilizada
Menta (Hojas)

Nombre científico
Menta piperita

Composición
Aceite esencial (mentol, cineol, pineno, limoneno), flavonoides, taninos, triterpenos.

Propiedades terapéuticas
Digestiva, antiespasmódica, carminativa, colagoga, colerética.

Indicaciones
Dispepsias, flatulencia, vómitos. Trastornos hepatobiliares. Jaquecas. Dismenorreas.

Contraindicaciones
Obstrucción biliar.

Migranela

Nombre y parte utilizada
Migranela (Sumidad aérea)

Nombre científico
Tanacetum parthenium.

Composición
Aceite esencial, lactonas sesquiterpénicas, poliacetilenos, taninos, fitosteroles, flavonoides.

Propiedades terapéuticas
Eupéptico, espasmolítico, antiséptico, sedante ligero.

Indicaciones
Espasmos digestivos. Jaqueca. También actúa como preventivo de las crisis migrañosas.

Contraindicaciones
Embarazo, lactancia, anticoagulantes orales.

Muérdago

Nombre y parte utilizada
Migranela (Hojas y ramas)

Nombre científico
Viscum álbum

Composición
Colina, inositol, manitol, saponinas, vitamina C.

Propiedades terapéuticas
Antihipertensivo, antitumoral.

Indicaciones
Antihipertensivo debido a su efecto vasodilatador periférico. Se le atribuyen propiedades antitumorales por su acción sobre el timo lo que produce la activación de la inmunidad inespecífica.

Contraindicaciones
Embarazo, lactancia.

Ñame, (Wild Yam)

Nombre y parte utilizada
Ñame, Wild Yam (Raíz)
Nombre científico
Dioscorea villosa
Composición
Saponinas (Diosgenina)
Propiedades terapéuticas
Control de los niveles estrogénicos en las diferentes etapas de la vida de la mujer.
Indicaciones
Alivio síndrome premenstrual. Síntomas asociados a la menopausia.
Contraindicaciones
Embarazo, lactancia, trastornos hormonales.

Olivo

Nombre y parte utilizada

Olivo (Hojas)

Nombre científico

Olea europea

Composición

Secoiriroides, flavonoides, derivados triterpénicos, saponósidos, manitol, taninos.

Propiedades terapéuticas

Hipertensión, diurético, espasmolítico.

Indicaciones

Acción hipotensora.
Vasodilatador, antiarritmico, espasmolítico.
Prevención de la arteriosclerosis y de enfermedades coronarias.
Cefaleas, vértigos, zumbido en los oídos.
Hipocolesterolemiante (disminuye el LDL y aumenta el HDL).
Tratamiento de diabetes no insulino-dependiente.

Contraindicaciones

Obstrucción vías biliares.

Onagra

Nombre y parte utilizada
Onagra, Prímula (Semillas)
Nombre científico
Oenothera biennis
Composición
Aceite (obtenido por presión en frío), ácidos grasos esenciales (oleico, linoleico, gamma-linolénico, palmítico, esteárico), proteínas.
Propiedades terapéuticas
Suplemento nutricional, emoliente, antiagregante plaquetario.
Indicaciones
Dermatitis atópica, ictiosis. Prevención del envejecimiento cutáneo. Síndrome premenstrual. Prevención de arteriosclerosis y tromboembolismos.
Contraindicaciones
No se han descrito.

Orégano

Nombre y parte utilizada
Orégano (Sumidad florida)
Nombre científico
Origanum vulgare
Composición
Aceite esencial, ácido cafeico, ácido rosmarínico, ácido ursólico, flavonoides, taninos.
Propiedades terapéuticas
Uso alimentario, antiespasmódico, carminativo, expectorante, colerético, analgésico, antiséptico.
Indicaciones
Dispepsia, meteorismo. Espasmos digestivos. Uso externo: Otitis, odontalgia, golpes y torceduras. Condimento alimentario.
Contraindicaciones
Efectos estupefacientes del aceite esencial a dosis altas.

Ortiga

Nombre y parte utilizada
Ortiga (Raiz)
Nombre científico
Urtica dioica
Composición
Taninos, fistosteroles, ceramidas, lignanas, polifenoles, polisacáridos
Propiedades terapéuticas
Alteraciones benignas de la próstata.
Indicaciones
La hipertrofia de próstata, es un problema que afecta a uno de cada cuatro hombres a partir de los 50 años. Se debe al engrosamiento progresivo de la próstata, una glándula que rodea la uretra (canal que sirve para la eliminación de la orina y del esperma en el hombre). Alivia las manifestaciones molestas del adenoma benigno prostático gracias a la presencia del beta-sitosterol por lo que puede utilizarse para tratar la hipertrofia benigna prostática y todas sus manifestaciones.
Contraindicaciones
No se han descrito.

Ortosifón

Nombre y parte utilizada

Ortosifón o Té de Java (Hojas y sumidades floridas)

Nombre científico

Orthosiphon stamineus

Composición

Sales potásicas, flavonas, heterósidos flavónicos, taninos, saponósidos.

Propiedades terapéuticas

Eliminación renal y digestiva, coadyuvante en dietas de control de peso.

Indicaciones

Es un potente diurético, indicado para acelerar la pérdida de peso en regímenes de control de peso. También estimula la eliminación de grasa acumulada. Debido a su acción drenante favorece la eliminación de cálculos biliares y renales.
Prevención de recaídas de cólicos nefríticos.

Contraindicaciones

Insuficiencia renal o cardíaca, obstrucción biliar.

Papaya

Nombre y parte utilizada
Papaya (Látex obtenido por incisión de los frutos)
Nombre científico
Carica papaya
Composición
Mezcla de enzimas (proteasas e hidrolasas) entre las que destaca la papaína.
Propiedades terapéuticas
Eliminación renal y digestiva, coadyuvante en dietas de control de peso.
Indicaciones
Problemas digestivos originados por una ingestión excesiva de grasa o de comidas demasiado copiosas, así como para tratar trastornos hepatobiliares. La papaya también es rica en carotenos, vitamina E y C y ácido cítrico, una mezcla con alto poder antioxidante capaz de frenar los radicales libres, responsables del envejecimiento celular. Uso tópico: Heridas y ulceraciones con restos inflamatorios o necróticos.
Contraindicaciones
No se han descrito.

Passiflora

Nombre y parte utilizada
Passiflora (Sumidades aéreas)
Nombre científico
Passiflora incarnata
Composición
Flavonoides, alcaloides inólicos, fitosteroles.
Propiedades terapéuticas
Ansiolítica, hipnótica suave, miorrelajante, Espasmolítica.
Indicaciones
Ansiedad. Insomnio. Hipertensión arterial. Taquicardias, palpitaciones, migrañas, vértigo. Espasmos intestinales. Dismenorrea. Mialgias, contracturas musculares.
Contraindicaciones
Embarazo, lactancia, incompatible con bebidas alcohólicas, antihistamínicos, sedantes e hipnóticos.

Pavolina

Nombre y parte utilizada
Pavolina (Flor)
Nombre científico
Papaver rhoeas
Composición
Flavonoides, alcaloides, mucílagos.
Propiedades terapéuticas
Insomnio, ansiedad, tos.
Indicaciones
Acción sedante útil en insomnio, ansiedad y nerviosismo. Calma la tos e irritaciones de garganta.
Contraindicaciones
Embarazo, lactancia.

Pensamiento

Nombre y parte utilizada
Pensamiento (Sumidad florida)
Nombre científico
Viola tricolor
Composición
Taninos, flavonoides, saponinas, carotenoides, ácido salicílico, mucílagos.
Propiedades terapéuticas
Diurético, antiinflamatorio, antipruriginoso, laxante suave.
Indicaciones
Útil en el tratamiento de afecciones cutáneas tales como acné, eczemas o psoriasis. Las propiedades astringentes de los taninos ayudan a frenar la secreción sebácea. Los mucílagos le confieren una acción laxante suave. Acción depurativa por su acción sobre la función renal y hepática.
Contraindicaciones
Alérgicos a los salicilatos, niños.

Pigeum

Nombre y parte utilizada
Pigeum (Corteza)

Nombre científico
Pygeum africanum

Composición
Complejo lípido esterólico y sus ésteres, flavonoides, ácidos orgánicos.

Propiedades terapéuticas
Adenoma benigno de próstata.

Indicaciones
Acción regeneradora del epitelio secretor prostático: restablece la función secretora de la glándula. Antiinflamatorio. Disminuye los trastornos miccionales asociados al adenoma benigno de próstata (polaquiuria, nicturia y la urgencia miccional).

Contraindicaciones
Puede provocar ligeras molestias gástricas.

Plantago

Nombre y parte utilizada
Plantago (Semillas)

Nombre científico
Plantago ovata

Composición
Mucílagos.

Propiedades terapéuticas
Laxante, hipolipemiante.

Indicaciones
Los mucílagos en presencia de agua forman en el estómago un gel no asimilable por el organismo. Los tegumentos aumentan el bolo fecal y estimulan el peristaltismo intestinal. Como son poco irritantes facilitan un tránsito suave y protegen la mucosa intestinal. Útil en casos de estreñimiento crónico. Proporciona además un efecto saciante. Reduce la absorción de azúcares y grasas por lo que resulta útil como hipolipemiante e hipocolesterolemiante.

Contraindicaciones
Obstrucción intestinal, apendicitis, diabetes no compensada.

Poleo menta

Nombre y parte utilizada
Poleo menta (Sumidad florida)
Nombre científico
Mentha pulegium
Composición
Aceite esencial, alcoholes, ésteres, hidrocarburos.
Propiedades terapéuticas
Carminativo, digestivo, antiespasmódico, colagogo, antiséptico, antiparasitario.
Indicaciones
Flatulencia. Espasmos digestivos. Digestiones lentas. Aumenta la producción y eliminación de bilis.
Contraindicaciones
Embarazo, lactancia.

Reina de los prados

Nombre y parte utilizada
Reina de los prados (Flor, sumidad florida)

Nombre científico
Spiraea ulmaria

Composición
Aceite esencial, monoterpenos, glucósidos fenólicos, vitamina C, ácidos grasos, flavonoides, derivados salicilatos.

Propiedades terapéuticas
Oliguria, edemas, urolitiasis, reumatismo, afecciones gripales.

Indicaciones
Actividad analgésica / reumatismos, artrosis. Alivio afecciones gripales. Gota. Edemas.

Contraindicaciones
Embarazo, lactancia, úlcera gastroduodenal.

Romero

Nombre y parte utilizada
Romero (Sumidad florida)
Nombre científico
Rosmarinus officinalis
Composición
Ácidos fenólicos, flavonoides, aceite esencial, diterpenos, ácidos triterpénicos, alcoholes triterpénicos.
Propiedades terapéuticas
Colerético, colagogo, diurético, espasmolítico, carminativo, antiséptico, cicatrizante, expectorante.
Indicaciones
Dispepsia. Meteorismo. Flatulencia. Espasmos digestivos. Dismenorrea. Actúa en el cuero cabelludo tópicamente sobre la caída del cabello y la seborrea.
Contraindicaciones
Embarazo, lactancia, niños menores de 6 años, pacientes con alergias respiratorias.

Rosa mosqueta

Nombre y parte utilizada
Rosa mosqueta (Aceite obtenido de la semillas)
Nombre científico
Rosa rubiginosa
Composición
Ácidos grasos insaturados (linolénico, linoleico).
Propiedades terapéuticas
Emoliente, cicatrizante.
Indicaciones
Heridas, cicatrices tróficas, eccemas y dermatitis de contacto. Cicatrización de incisiones quirúrgicas, queloides, lesiones cicatriciales derivadas del acné. Regenerador dérmico. Arrugas.
Contraindicaciones
En el tratamiento del acné, en caso de pieles seborreicas hay que tratar de eliminar previamente la grasa, en caso contrario resulta comedogénico.

Rusco

Nombre y parte utilizada
Rusco (Rizoma y las raíces)

Nombre científico
Ruscus aculeatus

Composición
Saponósidos, sales de potasio, flavonoides.

Propiedades terapéuticas
Insuficiencia venosa, piernas pesadas, edemas, varices y hemorroides.

Indicaciones
Varices, edemas, recuperación post-flebitis. Hemorroides. Fragilidad capilar, piernas cansadas.

Contraindicaciones
Ocasionalmente puede producir molestias gástricas.

Sabal

Nombre y parte utilizada
Sabal (Frutos)
Nombre científico
Sabal serrulata
Composición
Esteroles, alcoholes alifáticos de cadena larga.
Propiedades terapéuticas
Antiinflamatorio, regenerador del epitelio prostático.
Indicaciones
Prostatitis. Adenoma benigno de próstata. Manifestaciones urinarias asociadas.
Contraindicaciones
No se han descrito.

Salvia

Nombre y parte utilizada
Salvia (Hojas y sumidades floridas)

Nombre científico
Salvia officinalis

Composición
Aceite esencial, di y triterpenoides, flavonoides, ácidos fenólicos.

Propiedades terapéuticas
Trastornos menstruales, astringente, antisudoríparo, antiséptico.

Indicaciones
Acción colerética (aumenta la secreción biliar). Eficaz en trastornos digestivos. Alivia las molestias típicamente femeninas (reglas irregulares, poco abundantes o dolorosas) ayuda a provocar y regularizar la menstruación así como la atenuación de los sofocos típicos de la menopausia Actúa sobre las glándulas sudoríparas y disminuye la Sudoración.

Contraindicaciones
Embarazo, lactancia, insuficiencia renal, tumores mamarios estrogenodependientes, hiperfoliculinemia, tratamientos farmacológicos con estrógenos.

Saúco

Nombre y parte utilizada
Saúco (Flores, frutos, hoja, corteza)

Nombre científico
Sambucus nigra

Composición
Aceite esencial, flavonoides, triterpenos, ácidos fenólicos derivados del ácido cinámico, sales minerales, taninos.

Propiedades terapéuticas
Expectorante, mucolítico, dirético.

Indicaciones
Tos improductiva. Bronquitis. Edemas. Por sus propiedades depurativas y diuréticas ayuda al organismo a eliminar toxinas.

Contraindicaciones
Embarazo lactancia.

Sen

Nombre y parte utilizada

Sen (Hojas y frutos)

Nombre científico

Cassia angustifolia

Composición

Antraquinonas (senósidos A y B), naftoquinonas, flavonoides, sales minerales y mucílagos.

Propiedades terapéuticas

Laxante.

Indicaciones

El sen tiene un efecto laxante que se produce al cabo de 8 horas de su ingestión.
Su mecanismo de acción es debido a un aumento de motilidad del colon y por la inhibición parcial de la absorción de agua a nivel del colon, lo que permite una mejor hidratación de las deposiciones.
El tratamiento no debe superar los 7-10 días.
Con el fin de recuperar el tránsito intestinal se recomienda el uso de plantago.

Contraindicaciones

No debe utilizarse en caso de embarazo, lactancia y niños Obstrucción intestinal, colitis ulcerosa, síndrome del intestino irritable, enfermedad de Crohn.

Soja

Nombre y parte utilizada

Soja (Semillas)

Nombre científico

Glycine max

Composición

Proteínas, lípidos, glúcidos, isoflavonas, fosfolípidos (lecitina).

Propiedades terapéuticas

Trastornos asociados a la menopausia, hipolipemiante.

Indicaciones

Útil sobre los síntomas asociados a la menopausia (sofocos, sequedad vaginal, ansiedad, nerviosismo..). Hipercolesterolemia.

Contraindicaciones

Cáncer estrógeno-dependiente.

Tila

Nombre y parte utilizada

Tila (Inflorescencias, corteza)

Nombre científico

Tila cordata

Composición

Aceite esencial, flavonoides, mucílagos, ácidos fenólicos derivados del ácido cinámico, taninos catéquicos.

Propiedades terapéuticas

Hipnótico, antitusivo, antiespasmódico..

Indicaciones

Hipnótico, antitusivo, antiespasmódico.
Ansiedad, insomnio, nerviosismo.
Hipertensión arterial.
Dispepsia.

Contraindicaciones

Puede potenciar el efecto sedante de las benzodiacepinas y antihistamínicos.

Tomillo

Nombre y parte utilizada
Tomillo (Sumidad aérea y raíces)
Nombre científico
Thymus vulgaris
Composición
Aceite esencial, Flavonoides, ácidos fenólicos, triterpenos, saponinas y taninos.
Propiedades terapéuticas
Hipnótico, antitusivo, antiespasmódico..
Indicaciones
Expectorante, antiespasmódico. Antiséptico, espasmolítico. Calma la tos espasmódica típica del enfisema pulmonar y la tos ferina. Ayuda a disminuir las secreciones nasales. También es eficaz en el alivio de problemas intestinales (aerofagia, eructos y digestiones lentas).
Contraindicaciones
Embarazo y lactancia.

Uña de gato

Nombre y parte utilizada
Uña de gato (Cortezas de raíces, hojas y ramas jóvenes)

Nombre científico
Uncaria tomentosa

Composición
Alcaloides indólicos tipo beta-carbolina, flavonoides, taninos catéquicos, triterpenos y esteroides.

Propiedades terapéuticas
Antiinflamatorio, inmunoestimulante, antihipertensivo, antidiarreico.

Indicaciones
Ayuda a estimular el sistema inmunitario mediante un aumento de la fagocitosis. Disminuye la agregación plaquetaria por lo que resulta útil en la prevención de riesgos cardiovasculares. Su actividad antioxidante le confiere interesantes propiedades para disminuir los efectos secundarios de la quimioterapia.

Contraindicaciones
Úlcera péptica. Gastritis, embarazo, lactancia. La uña de gato no debe usarse durante el embarazo debido a la posibilidad de inducción de abortos espontáneos por su efecto antiestrogénico y antiprogestágeno.

Valeriana

Nombre y parte utilizada

Valeriana (Raíces, rizomas y estolones)

Nombre científico

Valeriana officinalis

Composición

Iridoides, aceite esencial, sesquiterpenos, lignanos, ácidos fenólicos derivados del ácido cinámico, esteroides, taninos.

Propiedades terapéuticas

Hipnótica, antiespasmódica, sedante.

Indicaciones

Posee efectos sedantes y relajantes útiles en caso de estrés, ansiedad, nerviosismo.
Favorece la inducción al sueño, mejorando la calidad de éste.
Útil en programas de deshabituación tabáquica ya que calma la ansiedad y nerviosismo.

Contraindicaciones

Barbitúricos. Potencia el efecto sedante producido por los barbitúricos. Benzodiazepinas. Potencia el efecto sedante producido por las benzodiacepinas y antihistamínicos H1. La valeriana puede potenciar el efecto sedante producido por el alcohol.

Vellosilla (Pilosella)

Nombre y parte utilizada
Vellosilla "Pilosella" (Parte aérea)

Nombre científico
Hieracium pilosela

Composición
Flavonoides, cumarinas, taninos, resina y mucílago.

Propiedades terapéuticas
Diurética. Por su contenido en flavonoides favorece la eliminación renal y de sales retenidas en los tejidos.

Indicaciones
Útil en caso de edema de los miembros inferiores. Tratamiento de la hipertensión. Estimula la actividad hepática. Útil en cálculos renales ya que al favorecer el drenaje de la orina ayuda a arrastrar la arenilla.

Contraindicaciones
Insuficiencia cardiaca, insuficiencia renal.

Verbena

Nombre y parte utilizada

Verbena (Sumidad florida, hojas)

Nombre científico

Verbena officinalis

Composición

Mucílagos, Glucósidos, aceite esencial, saponinas, ácido cafeico, taninos, iriroides heterosídicos, flavonoides.

Propiedades terapéuticas

Expectorante, antiinflamatoria, laxante suave, antitusiva, diurética, espasmolítica, sedante, analgésico local, aperitiva.

Indicaciones

Bronquitis, ansiedad, insomnio, estreñimiento.
Ansiedad, insomnio.
Estreñimiento.
Espasmos digestivos.
Migraña.

Contraindicaciones

Embarazo, lactancia, hipotiroidismo.

Vid roja

Nombre y parte utilizada

Vid roja (Hojas y frutos)

Nombre científico

Vitis Vinifera

Composición

Flavonoides, taninos catéquicos, ácidos orgánicos, ácidos fenólicos derivados del ácido cinámico.

Propiedades terapéuticas

Tónico venoso, vasoprotector.

Indicaciones

Tónico venoso, vasoprotector.
Insuficiencia venosa.
Fragilidad capilar.
Disminuye la sobreproducción de hialuronato asociado a las patologías venosas y aumenta el entrecruzamiento de la fibras de colágeno.
Tonifica las venas mejorando la sensación de piernas cansadas, las varices, hemorroides, fragilidad capilar así como la cuperosis.

Contraindicaciones

Embarazo, lactancia.

Zanahoria

Nombre y parte utilizada

Zanahoria (Raiz)

Nombre científico

Daucus carota

Composición

Azúcares sencillos (Glucosa, sacarosa), pectinas, aceite esencial, carotenos, vitaminas A,B1,B2, C.

Propiedades terapéuticas

Reconstituyente.

Indicaciones

Por su alto contenido en vitaminas y oligoelementos aumenta la resistencia a las infecciones, aumenta la producción de glóbulos rojos.
Ayuda al mantenimiento de la agudeza visual.
Gracias a su alto contenido en betacaroteno y su posterior transformación en vitamina A ayuda a preparar la piel para la exposición solar ya que facilita el bronceado, ayuda a reforzar la resistencia de la epidermis a las agresiones de los rayos ultravioletas.

Contraindicaciones

No se han descrito.

Si queréis contactar conmigo, necesitáis mi ayuda o necesitáis asesoramiento totalmente gratis, podéis hacerlo a través de los siguientes canales:

"Recomiendo WhatsApp por la rapidez y que puedo contestar a todos en cualquier momento del día".

CENTRO DE NATUROPATÍA Y LA SALUD

WhatsApp
00 34 609 660 817

E-Mail
juanjo@valeroysaiz.com

Web-Site
www.centrodenaturopatia.com

Estoy agradecido por compartir estos conocimientos en este libro con vosotros y que os sirva de herramienta para mejorar vuestras vidas. Para mí es un privilegio que hayáis leído este libro. Deseo con todo el amor más profundo de mi corazón que os ayude a encontrar el camino de la felicidad, la sanación y de la vida que todos os merecéis.

GRACIAS.

BIBLIOGRAFÍA

- Curso Deusto de Naturopatía
- Historia de la fitoterapia
- Cuso de MTC
- Fitoterapia aplicada
- Wikipedia
- Naturaleza educativa
- Fitoterapia, sus orígenes

ACERCA DEL AUTOR

Se puede decir de mí, muchas cosas, unas buenas y otras malas, soy una persona que ha creado seis empresas, unas me han ido mal, otras bien y otras mejor. Director de marketing, Master en relaciones internacionales y comercio exterior, Grado en Naturopatía Universidad Rey Juan Carlos, Mediador Civil, familiar y ejecutivo, Experto en Coaching certificado por AICM, Cátedra en Alimentación, Cultura Gastronómica y Creatividad, 2º dan de karate, monitor de karate, monitor de SENSAIDO, Tercer nivel de Reiki Usui Tibetano, Diplomado en terapia con flores de Bach y un montón de cursos y diplomaturas que no me acuerdo y no es cuestión de enuméralas todas, junto con otros siete libros publicados. Pero lo más importante, es que soy una persona que va en vaqueros y camiseta, que me gusta disfrutar de la vida y un día decidí cambiar mi vida y ahora me encuentro en un nuevo sendero en el que he decidido ayudar a los demás y seguir mejorando como persona.

OTROS TITULOS DEL AUTOR
(A la venta en Amazón)

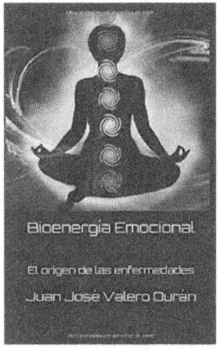

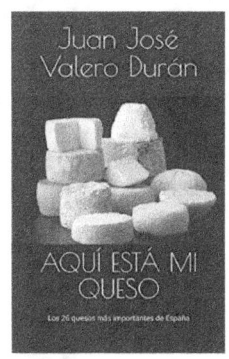

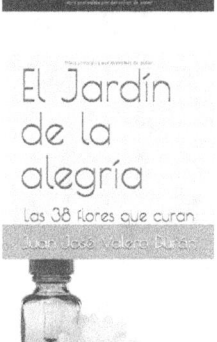

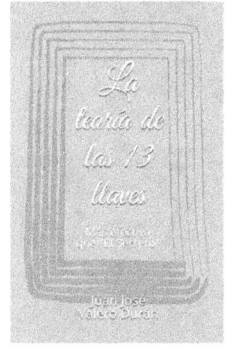

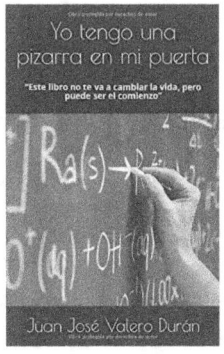

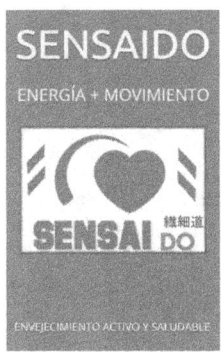

Mi Botica Natural